过敏性疾病与过敏防护问答

陈　玚　姚文清　主　编

王洪超　陈静乙　王治骞　副主编

过敏！你该知道哪些？

辽宁科学技术出版社

沈阳

图书在版编目（CIP）数据

过敏性疾病与过敏防护问答 / 陈玙，姚文清主编. —沈阳：辽宁科学技术出版社，2020.8
ISBN 978-7-5591-1696-3

Ⅰ. ①过… Ⅱ.①陈… ②姚… Ⅲ.①变态反应病—防治—问题解答 Ⅳ.①R593.1-44

中国版本图书馆CIP数据核字（2020）第145453号

出版发行：辽宁科学技术出版社
（地址：沈阳市和平区十一纬路25号 邮编：110003）
印 刷 者：辽宁鼎籍数码科技有限公司
经 销 者：各地新华书店
幅面尺寸：145mm×210mm
印 张：6.25
插 页：4
字 数：110千字
出版时间：2020年8月第1版
印刷时间：2020年8月第1次印刷
责任编辑：刘晓娟
封面设计：杜 江
版式设计：颖溢图文
责任校对：王玉宝

书 号：ISBN 978-7-5591-1696-3
定 价：48.00元

投稿热线：024-23284376
邮购热线：024-23284376
E-mail：1152913686@QQ.com
http://www.lnkj.com.cn

前　言

近年来过敏性疾病的发病率高达30%，已经成为继心脑血管疾病、恶性肿瘤、糖尿病、呼吸疾病、精神疾病之后的第六大疾病，还有不断增加的趋势。这种趋势与人们的生活环境和生活状况变化有很大关系。过敏性疾病严重影响人们的生活质量，相关的缺勤率、缺课率也高居不下。经常性反复地诊疗，造成了个人和国家医疗费用的大笔支出。

过敏性疾病是病因清楚、发病机理复杂的疾病。从婴儿到老年都可以罹患，越低龄发病率越高。过敏性疾病需要从医患教育、过敏原避免、规范药物治疗、特异性免疫治疗四方面进行综合防治。近年来世界卫生组织（WHO）大力提倡综合防治，在过敏防控上投入了大量人、物、财力，取得了很好的效果。

为了宣传和普及过敏性疾病的综合防治理念，我们参考了国内外大量文献，结合自己从事过敏诊断与过敏防护工作的大量实践经验和研究成果，从医患教育出发，利用通俗易懂的语言解释过敏性疾病的基本知识，把过敏人群在就诊过程中关心的问题，如怎样看懂过敏化验单、怎样记录过敏日记、如何解决尘螨过敏原问题等进行详细的解读。本书重点讲述过敏原防护的方式与方法，致力于控制过敏性疾病的源头。既有理论的知识，又有具体的实际操作方法，可以指导过敏人群在生活中自我实现过敏防护，做到过敏人群的自我救助。同时对有志于从事过敏防护的人员进行实效指导。本书是广大过敏人群和从事过敏领域医护人员的基本知识手册，是过敏原防护专业人员的指导书。

陈琤、姚文清

目　录

目　录

第一章　认识过敏性疾病

什么是过敏性疾病?

日常生活中，有这样一类人，他们接触了某些物质就会出现一些不适的症状，比如皮肤瘙痒，出现红斑、皮疹、咳嗽、喘息、呼吸困难、头晕、恶心等，这些不适的症状就是过敏反应的表现。引起过敏反应的物质叫作过敏原。人们对过敏原有不同的敏感度，大多数人对过敏原是不敏感的，是可以耐受的。具有高敏感度的人接触过敏原就会发生过敏反应，过敏反应反复发作就会引发各种过敏性疾病。

过敏性疾病是继心脑血管病、恶性肿瘤、糖尿病、呼吸疾病、精神疾病之后，当今影响人类健康的第六大慢性疾病。近年来由于全球气候变化、人类生活习惯的改变、食品安全等问题，加之医学对疾病的认识水平和诊断技术的不断提高，过敏性疾病的发病率持续上升。世界过敏反应组织（WAO）在30个国家进行的过敏性疾病流行病学调查结果显示：这些国家总共12亿人口中，有2亿5千万人（21%）患 IgE 抗体介导的过敏性疾病。过敏性疾病反复发作，迁延不愈，极大地影响了人们的生活质量，反复发作的治疗也造成了巨大的医疗支出，使得过敏性疾病完全具备慢性疾病的特点。为引起人们对过敏性疾病流行的重视，世界过敏反应组织（WAO）规定从 2005 年起，将每年的7月8日定为世界过敏性疾病日。

过敏反应是一种机体免疫系统对那些大多数人本应没有反应的物质产生的超敏、过度的反应。这种免疫反应分为Ⅰ、Ⅱ、Ⅲ、Ⅳ四型。在某种程度上，此分类方法是基于人体免疫系统激活的范围及其持续作用的时间。常见的两种过敏反应为Ⅰ型速发型过敏反应和Ⅳ型迟发型过敏反应。Ⅰ型速发型过敏反应是环境中过敏原（致敏物质）进入人体后与人血清中特异性IgE抗体结合，从而导致局部或系统性的反应，这些反应通常在几分钟内发生；Ⅳ型迟发型过敏反应是特异性致敏T淋巴细胞取代抗体与过敏原之间的相互作用所导致的（见表1）。

速发型过敏反应是对一种或多种物质产生的不正常的免疫反应，其主要原因是体内产生了过多的IgE抗体（免疫球蛋白E）与环境中的过敏原反应，刺激机体产生、释放某些化学物质，继而引起一系列临床表现。而环境中这些物

表1 四型免疫反应特性

免疫类型 特性	Ⅰ型	Ⅱ型	Ⅲ型	Ⅳ型
	速发型	细胞毒性型	免疫复合物型	迟发型
介导抗体	IgE	IgM、IgG	IgM、IgG、IgA	—
诱发抗原	外源性	细胞表面形成	可溶的	组织及器官
发生时间	15~30分钟	30分钟~1小时	3~8小时	48~72小时
体征表现	红晕及风团	细胞溶解及坏死	红斑、水肿及坏死	红斑及硬化
组织学	嗜碱粒细胞及嗜酸粒细胞	抗体和补体	抗体和中性粒细胞	单核细胞和淋巴细胞
免疫物质	抗体	抗体	抗体	T细胞
代表疾病	过敏性哮喘、过敏性鼻炎	骨髓红细胞增多症、胎儿水肿、Goodpasture肾炎	系统性红斑狼疮、农民肺	结核菌素试验、肉芽肿
特点	1.由IgE抗体介导，肥大细胞和粒细胞等效应细胞以释放生物活性介质的方式参与反应。2.反应发生快、消退快。3.以生理功能紊乱为主。4.具有明显的遗传背景和个体差异	1.发作较快。2.抗体（IgG或IgM）直接与靶细胞表面抗原结合。3.补体、吞噬细胞和NK细胞参与	游离抗原与相应抗体结合形成免疫复合物，若免疫复合物不能被及时清除，即可在局部沉积，通过激活补体，并在血小板、中性粒细胞及其他细胞参与下，引发一系列连锁反应而致组织损伤	1.反应慢。2.由T细胞介导，与抗体、补体无关。3.多在抗原进入局部发生。4.组织学变化以单核细胞浸润为主的炎症反应

3

质对大多数人是无害的。过敏不是人体免疫力低下，而是过敏原长期的刺激使人体免疫功能紊乱出现不平衡的状况而引发人体各个部位的无菌性炎症。具体过程是机体对某些过敏原初次应答后，再次接受相同过敏原刺激时，发生的一种以机体生理功能紊乱或组织细胞损伤为主的特异性免疫应答。过敏反应的发生需要具备两个主要条件：一是容易发生过敏反应的过敏体质（特应性体质），这是先天遗传决定的，并可传给下代，其概率遵循遗传法则；二是与过敏原的接触，有过敏体质的人与过敏原首次接触时即可被致敏，但不产生临床反应，被致敏的机体再次接触同一过敏原时，就可发生反应，其时间不定，快者可在再次接触后数秒钟内发生，慢者需数天甚至数月的时间。过敏反应是人体对过敏原的反应，长期过敏反应引发的疾病就是过敏性疾病。常见的过敏性疾病有过敏性鼻炎、过敏性结膜炎、过敏性哮喘、婴幼儿湿疹、荨麻疹及消化道过敏反应等。

速发型过敏反应主要影响呼吸系统、消化系统和皮肤。在那些对过敏反应易感的人群中（父母过敏的人更容易过敏，不过可能不是对同一过敏原敏感）频繁发生。易感者第一次与潜在的过敏原接触时不会发生较大的反应，而是会在他们体内产生特异性IgE抗体，从而变成"致敏"

的状态。产生的IgE抗体附着于肥大细胞、组织中特定细胞和血液中的嗜碱性粒细胞（白细胞的一种）。此过程是为免疫系统做准备的。当再次与此过敏原接触时，特异性结合的IgE抗体识别入侵者并与之结合，然后触发包括组织胺在内的化学物质的释放。无论过敏原通过何种途径进入人体，过敏症状均始发于口腔、鼻腔或者皮肤。就皮肤而言，速发型过敏反应引起荨麻疹、皮炎和瘙痒，慢慢会导致过敏性皮炎和湿疹。就呼吸道而言，速发型过敏反应引起咳嗽、鼻塞、喷嚏、咽喉发紧，反复的过敏刺激会导致鼻炎、支气管哮喘。就消化系统而言，速发型过敏反应首先引起口腔的麻刺感、瘙痒、金属味觉、舌和咽喉部的肿胀，然后出现腹痛、肌肉痉挛、呕吐及腹泻，反复的过敏发作会引发一系列消化道紊乱的症状。任何一种严重的速发型过敏反应都可能危及生命。严重过敏反应、累及多脏器过敏反应的患者开始容易兴奋（濒死感），然后出现低血压导致的皮肤苍白和/或意识丧失（昏晕）。严重过敏反应发生时如果没有及时应用肾上腺素可以导致死亡。速发型过敏反应严重程度不一，这一次发作表现为荨麻疹，而下一次发作则可能表现为哮喘。

速发型过敏反应可以由任何物质引起：食物、尘螨、真菌孢子、植物（花粉、野草、草坪等）、昆虫毒液、动物毛发（猫毛、狗毛）、职业危害物质（乳胶）、药物（如青霉素）。过敏性疾病也存在交叉反应，例如对豚草敏感的人可能对瓜类（西瓜或哈密瓜）和香蕉也有反应。能引起严重过敏反应的常见食物有花生、蛋类、奶类、干果（如核桃）和贝类等。

迟发型过敏反应常表现为皮肤反应，常见的包括对金属和珠宝饰物的过敏。发病机制为过敏原与特异性致敏T淋巴细胞相互作用，淋巴细胞释放出炎性物质，将大量白细胞吸引到接触位置，从而引起组织损伤。免疫系统的"致敏"不是必需的，患者第一次接触的时候就可发生迟发型过敏反应。迟发型过敏反应通常在接触后几小时到几天内就可以在接触部位表现出相应的变化，如发红、肿胀、皮肤硬化、皮疹和皮炎等。

有些反应不是因为免疫系统的激活，但也可以导致类似过敏的症状。哪些不属于过敏反应呢？影响到接触人群的毒性反应，如细菌毒素引起的食物中毒；遗传性疾病，如酶缺乏引起的不耐受，消化乳糖的酶发生功能障碍导致的乳糖不耐受和对麦胶类食物异常敏感（如乳糜泻）；服用某些药物，如阿司匹林和氨比西林；食用色素或谷氨酸钠（一种食物香精添加剂）；或者一些心理学因素也会触发此类症状。这时需要医生进行相关检查，因为它们不是过敏反应，所以在过敏反应的检测中也不会出现阳性结果。

过敏的"杯子现象"是什么？

过敏的发生具备两个重要的因素：一是机体自身的遗传因素，要具有容易发生过敏性疾病的特应性体质常称过敏体质；二是外界的环境因素，有会引起过敏的物质的存在，这种物质叫过敏原。每个人对过敏原的反应都有一个阈值，一旦过敏原超过了这个阈值，机体就会发生过敏反应。如果一个人的阈值很低，敏感度就高，接触少量的过敏原就会发生过敏反应。相反，如果阈值很高，敏感度相对就低，对过敏原的耐受性就会很强，因此不易发生过敏反应。当然，接触过敏原的种类越多，积累的量越大，也会影响人体对过敏原的耐受性。对于低阈值高敏感度的人来说，少量的多种类的过敏原也可以引起过敏反应，和单一的大量的过敏原引发的病症是一样的。

我们用"杯子现象"来说明过敏发作的阈值和过敏原量之间的关系。杯子好比身体体质，敏感度就是一个杯子的大小，水就是过敏原，满杯水的量就是阈值，把水溢出比喻成过敏发作。如果水超过阈值就会溢出。小杯子（低

7

阈值）比大杯子（高阈值）更容易装满水溢出，也就更容易发生过敏。过敏体质人的杯子就小，非常容易溢出；非过敏体质人的杯子很大，装多少水都不会溢出。所以，一个人体质的敏感性，也就是杯子的大小决定了是不是一个容易过敏的人。另一方面，装进杯子的水的量也决定是否溢出。如果装进杯子内水的量越多，就越容易溢出，也就越容易发生过敏。水量的大小由两个方面构成：一是单一种类的水量大；二是单一的量不大，但水的种类多，集合起来量也大。这两种都会导致溢出的发生。"杯子现象"形象地解释了很多过敏性疾病发生的现象。比如有人吃了几十年的食物突然就过敏了，这就可能有两种情况：一是他的杯子变小了，机体的敏感性增加了；二是杯子里面其他种类的过敏原蓄积到一定量了，这时再吃这种食物，正好发生溢出，表现出过敏。所以，通过减少水的种类或减少水的量都可以控制水的溢出，控制接触过敏原的量和种类都可以有效地缓解和避免过敏反应的发生。（见图1）

生活中过敏原五花八门，通过呼吸方式引起过敏的最常见的室外过敏原就是花粉。一到春暖花开的季节，就会有大量的人过敏。在室内，尘螨过敏原是最常见的吸入性过敏原，70%左右的过敏都是由尘螨引起的。吸入性过敏原还有灰尘、真菌、蟑螂、宠物皮屑等。通过饮食而引起

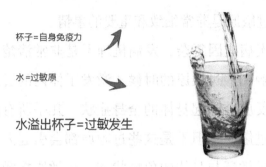

杯子=自身免疫力

水=过敏原

水溢出杯子=过敏发生

图1　"杯子现象"图

过敏的食物，如牛奶、鸡蛋、花生、虾蟹等，都可以成为食物过敏原。很多婴幼儿的湿疹就是由于牛奶过敏而引起的。

"杯子现象"说明：不需要无时无刻地完全避免过敏原，为了缓解症状，只要防止溢出（避免超过阈值）就可以了。了解自己所敏感的特殊过敏原是解决问题的关键。这样就可以有目的地避免接触这些过敏原，从而控制过敏原的积累，防止"溢出"，减少过敏的发作机会。

过敏可能不是一个能被完全消除的病症，只要找出敏感的过敏原，找到一个正确的方法避免或控制接触这些过敏原，就可以有效地缓解过敏症状或避免过敏的发生，有效地防止由频繁的过敏发作而引发的过敏性疾病。如食物过敏原引发的过敏，非常容易进行预防，只要明确是什么食物过敏，避免食用就可以完全控制过敏的发生了。因此，辨别过敏原是非常细致和重要的事情。

过敏疾病成因复杂，发病机理不是非常清楚。主要是身体在接触一些过敏原的时候，激发了体内的过度排斥反应，这种反应会引起身体的全身症状。几乎所有的物质都可能成为过敏原，但不是这些过敏原都会引起人们过敏。能否引起过敏还与身体的免疫状态、过敏原接触的时间长短、过敏原的浓度高低有关。比如地域的变化，吃了从未吃过的东西，等等，都会诱发过敏。新中国成立初期，曾用国外过敏原诊断我国患者的过敏性疾病，后来在医疗实践中逐步认识到，中国人所患过敏性疾病有自己的特色，因此要用产自本土的过敏原来诊断并治疗，这也成为今后我国过敏原研发的主要方向。

当发现一种物质能引起你过敏的症状，你应该减少或避免接触这种物质。这是防止过敏发生最应注意的问题。特别是引起过敏症状的物质存在于室内环境中，更应该首先减少接触。一些过敏，在除去和减少引起过敏的物质后，就不需要进行药物治疗了。

常见的过敏原有哪些?

能引起人们过敏的物质叫过敏原。过敏原的主要成分通常为大分子的蛋白物质,也可以是某些低分子化合物。严格意义上讲,所有的物质都可能是过敏原。常见的树木花粉、草花粉,家中的尘螨、真菌、蟑螂,牛奶、鸡蛋、鱼、虾等食物,药物,金属、化工产品等,都是常见的过敏原。过敏原有几百种,根据其进入人体的方式分为以下几类:

(1)经呼吸道吸入过敏原:花粉、真菌、尘螨、屋尘、动物皮屑、蟑螂、油烟、油漆、烟雾、汽车尾气、香料、煤气、香烟、特殊气味等。

(2)经口腔食入过敏原:牛奶、鸡蛋、鸭蛋、牛羊肉、鱼虾、海鲜等异体蛋白及动物脂肪、花生和其他坚果、抗生素、毒品,还有某些药物、大米、面粉、香油、香精、葱、姜、大蒜以及一些蔬菜水果、蜜饯、乙醇等。

(3)经皮肤接触过敏原:动物的毒素、皮屑,昆虫的鳞片、毫毛、分泌物、排泄物等;植物的根、茎、叶、花果或其产物;橡胶、漆、贴膏等;各种化妆品、香水、化妆油彩、染发水、冷烫液等;日常生活用品如洗衣粉、肥皂、消毒液、皮革、橡胶制品、塑料及金属制品（手表、项链、戒指、耳环）等；金属制品镍、铬等；化工原料油漆、涂料、石油产品、染料等；冷空气、热空气、紫外线、辐射等；药物磺胺类、抗生素、汞制剂等。接触致敏是指因接触致敏物质而发生的致敏过程，即细胞免疫反应。这类反应发生缓慢，致敏物先致敏T淋巴细胞，导致组织损伤，临床上常见的是接触性皮炎。

（4）注入性过敏原：常见的有青霉素类、昆虫毒液、药物、异种血清等。

（5）其他过敏原：病毒、细菌、支原体、寄生虫等。

（6）其他原因：精神紧张、工作压力、感染、电离辐射、烧伤等生物、理化因素影响而使结构或组织发生改变的自身组织抗原，以及由于外伤或感染而释放的自身隐蔽抗原，也可成为过敏原。

常见过敏原介绍

花粉：

花粉是植物的雄性细胞，存在于花粉囊中。植物分雌雄同株或雌雄异株。雌雄异株的植物花粉的传播是借助风、虫等媒介实现的，其中借助风传播的称为风媒植物，此花粉称为风媒花粉，引起花粉过敏反应的主要是此类花粉。

我国最常见的致敏花粉有春季（树）花粉：杨树、榆树、梧桐、柳树、桑树、构树、圆柏、云杉、白蜡等30多种，夏秋（杂草）花粉：蒿属植物、豚草、藜、葎草、禾本科、苋等。花粉是细微的颗粒，花的雄蕊在授精的过程中会将花粉散播出来。花粉是气传过敏原的主要来源，导致了10%~20%的过敏性疾病的发生。也可分为禾草花粉、杂草花粉、树花粉三大类。

杨树：种子有絮毛，常见如三角叶杨。

柳树：枝条细长而低垂，褐绿色，耐寒，喜温暖至高温，适合于水池、溪边及都市庭园内生长，对空气污染及尘埃的抵抗力强。每年2—3月开花。其叶子及树皮有毒。

榆树：全世界约有40种，我国有24种。主要生长在北温带地区，多为落叶乔木，也有一些为灌木及常绿树。分布自东北到西北，从华南至西南。花期3—4月，南北花期相差10天；果熟期4—5月。

葎草：一年生蔓性杂草。主要靠种子繁殖。全国大部分地区生长，3月中旬出苗，6—10月花期，7—11月成熟。

艾蒿：主要分布于亚洲东部，如朝鲜半岛、日本、蒙古。我国的东北、华北、华东、华南、西南以及陕西、甘肃等均有分布。其适应性强，普遍生长于路旁荒坡、旷野、草地，只要是向阳而排水顺畅的地方都可生长，以湿润肥沃的土壤生长较好。花果期7—10月。蒿属植物的花粉大小在19~25μm之间，球形或近球形颗粒。

豚草：属菊科，一年生草本植物。原产北美。别名艾叶破布草。在我国主要分布在长江流域、东北、山东等地。是一种影响人类健康和农牧业生产的危险性杂草。花期7—9月底。

霉菌：

霉菌是"丝状真菌"的俗称，意即"发霉的真菌"，是真菌的一种。隐藏在潮湿的地方，常见于浴室、卫生间、橱柜、水池附近。霉菌在繁殖时产生大量的极其微小的孢子。我国最常见的致敏霉菌为交链孢霉（室外真菌）、分枝孢霉、烟曲霉（室内真菌）、黑根霉、点青霉、芽枝菌等。霉菌种类繁多，分布广泛。空气中霉菌孢子和菌丝碎片构成了大气中飘浮的主要生物颗粒，对霉菌过敏的人吸入孢子后就可诱发多种过敏性疾病。

螨虫：

临床研究证明，螨是引起过敏性鼻炎和支气管哮喘的重要过敏原。我国常见为尘螨和粉螨。螨属于节肢动物，至今被发现与鉴别的已超过3000种。尘螨是最重要吸入性过敏原之一，普遍存在于室内，家中的户尘螨和粉尘螨是最主要的两种螨。尘螨排泄物、代谢物及螨体碎片都是过敏原，可引起哮喘、皮炎、过敏性鼻炎、荨麻疹等过敏性疾病。

20世纪60年代，国外学者发现了尘螨是重要的吸入性过敏原，从而揭开了尘土致敏之谜，此后在世界范围内掀起了一股对尘螨过敏的研究热潮。经多位专家的潜心研究，目前我国已解决了尘螨的纯培养问题，并可以制备出浸出液供临床使用。在此基础上还进行了尘螨分离和纯化的研究。我国南方温暖潮湿的环境有利于尘螨的繁殖，尘螨过敏反应的问题非常严重。我国北方寒冷干燥的环境不利于尘螨生存，尘螨过敏反应的问题比南方要轻。调查显示，上海儿童哮喘的发病率为3.34%，北京为2.01%，拉萨和西宁分别为0.52%和0.12%，这也反映了不同地域尘螨的繁殖情况。近年来大城市里新建了许多密封式建筑，大量铺设地毯以及空调和供暖系统等，无疑使尘螨过敏反应问题越来越严重。

屋尘：

屋尘是一类成分复杂的混合物，主要包括螨虫、人和动物皮屑、细菌、霉菌、花粉、织物纤维、昆虫残片、排泄物等。其主要成分是螨虫，屋尘也是引起过敏性鼻炎和哮喘的重要致敏物之一。

猫狗毛、皮屑及动物禽类羽毛：

动物毛、皮屑及分泌物是引起过敏性疾病的重要原因之一。猫狗之所以会引起过敏，主要是猫狗身上所带过敏原会随着毛发皮屑的脱落到处留痕，而这些过敏原若飘散在空气中，则可以在空气中停留很长时间，极易被人体吸入呼吸道，引发各种症状。另外，猫狗的唾液、泪腺及尿液中也存在过敏原，与其亲密接触很容易导致过敏。猫是全世界家庭中较为常见的宠物，暴露于猫过敏原是呼吸道过敏性疾病的最常见的原因之一。由于文化和环境的差异，各地区的患病率各不相同。狗是一种很常见的哺乳动物，也是饲养率最高的宠物。狗过敏原存在于血清、皮屑、毛皮、毛发和唾液中。其他鸟类、沙鼠、家鼠、豚鼠、田鼠、兔子和马对敏感的人也会引起过敏。20世纪50、60年代饲养宠物者少，宠物过敏反应者甚为少见。随着人们生活水平的改善，饲养宠物者越来越多，以北京为例，居民饲养猫、狗者越来越多。据不完全统计，目前北京市已有猫狗数百万只，对宠物过敏者也逐年增多，许多宠物过敏者脱离与宠物接触后取得了立竿见影的效果。通过对宠物过敏反应的研究，可突显过敏学科在临床医学中的地位。

蟑螂：

蟑螂具有较强的致敏作用，经常出现在居家环境中，并可能是室内的过敏原之一。蟑螂本身、蟑螂粪和被蟑螂玷污过的食物都具致敏作用。常见的有德国小蠊和美洲大蠊。蟑螂的过敏原主要来自蟑螂的唾液、排泄物、皮屑、蜕皮、虫尸等。通常始见于4月，7—9月达高峰，10月后逐渐减少。当温度低于12℃时常在黑暗无风的隐蔽场所过冬。

其他吸入过敏原：

蚕丝、油烟、油漆、汽车尾气、香料、煤气、烟草、粉尘、木棉、棉絮等也是要关注的过敏原，这些吸入性过敏原常常引起过敏性鼻炎和过敏性哮喘。

牛奶：

奶制品可引起严重的过敏反应，致死者屡见不鲜，是我国重要的食物过敏原。牛奶是最古老的天然饮料之一，是从雌性奶牛身上所挤出的。在不同国家，牛奶也有不同等级，最普遍的是全脂、低脂及脱脂牛奶。目前市面上的添加物也相当多，如钙等。牛奶是婴儿过敏反应的主要原因。酪蛋白（奶酪）是一种耐热过敏原，而乳清蛋白不耐热。某些患者终身对牛奶过敏。

鸡蛋：

蛋类也是重要的过敏原，可以引起严重的过敏反应。国外对鸡蛋过敏反应者较牛奶多。鸡蛋是母鸡所产的卵，其外有一层硬壳，内则有气室、蛋白及蛋黄部分。蛋白内含有丰富的蛋白质、碳水化合物等。蛋黄为鸡蛋内部发黄的部分。主要成分为17.5%的蛋白质、32.5%的脂肪、48%的水和2%的矿物质。对鸡蛋过敏一般被公认为是婴儿和年幼儿童食物过敏的最常见原因之一。

坚果：

核桃、榛子、杏仁、腰果、开心果等坚果引起的严重过敏反应颇为常见。坚果果皮坚硬，果实是植物的精华部分，营养丰富，蛋白质、油脂、矿物质、维生素含量较高。对人体生长发育、增强体质、预防疾病有较好的功效。

水产品：

鱼、虾、蟹等。虾是一种生活在水中的节肢动物，种类很多，包括小龙虾、基围虾、龙虾等。蟹是甲壳类动物，身体被硬壳保护着，靠鳃呼吸。原肌球蛋白是虾、蟹的主要过敏原。

豆类果蔬：

大豆、花生、果蔬（蘑菇、菠菜、洋葱、西红柿、菠萝、西瓜等）等食物经过加工，一些过敏原的致敏性会降低，但有一些是稳定的。食物加工过程中会引入别的过敏原。

其他食物过敏原：

我国居民的饮食习惯与西方不同，食品种类繁多，烹饪方法各异，调味品、添加剂的使用广泛。加之对中药"发物"的研究不够深入，简单地将"发物"等同于食物过敏反应。此外，食物过敏反应与食物耐受不良也极易混淆，这都给我国食物过敏反应的研究带来了困难。

IgE、IgG、IgG₄是什么？

每个人身体内都有一套复杂的免疫系统，这个系统是人体自然形成的防御部队，可以辨别外来的物质，保护身体不受外界物质的刺激和攻击，产生抗体和细胞来消除这些入侵体内的外来物质。这个防御部队有两大兵种：体液免疫和细胞免疫。体液免疫的主力军叫免疫球蛋白（Ig），是具有抗体活性的一类球蛋白。免疫球蛋白起特异性抗击的作用，也叫抗体，存在于血清和其他体液及组织中。目前已知分成五种不同类型：IgG、IgM、IgD、IgA、IgE（见图2）。五类免疫球蛋白在若干方面彼此不同，如同种异型、透过胎盘的能力、对细胞的亲和力等。每一类还有亚类，目前已知人的IgG有IgG_1、IgG_2、IgG_3、IgG_4四种亚类。与过敏有密切关系的免疫球蛋白主要是IgE。近年研究表明，IgG_4也参与过敏反应。

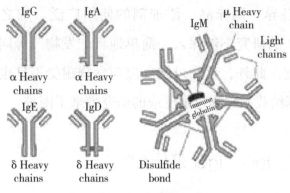

图2 免疫球蛋白图

IgE抗体

IgE抗体在血清中含量很低,在过敏反应性哮喘、枯草热及肠蠕虫感染时含量增加。IgE抗体与蠕虫感染的免疫有关。肠道和呼吸道的淋巴组织是其主要的合成部位。合成后,存在于外分泌液中。鼻息肉中有丰富的产生IgE抗体的细胞,息肉浸出液IgE抗体含量极高。哮喘、枯草热病人鼻液及痰液中可找到IgE抗体。IgE抗体易与血液中的嗜酸细胞、组织中的肥大细胞及血管壁的内皮细胞相结合,所以称为亲同种细胞抗体。过敏原进入人体后可以使人体产生对这个过敏原的特异性IgE抗体,当人体对某些外来物质反应过度时,人体所产生的IgE抗体就一直存在于体内,IgE抗体是专门从事过敏的免疫球蛋白,使人体处于致敏状态。这种IgE抗体会在人体的肥大细胞、嗜碱性粒细胞两种细胞表面停留半年以上，甚至可达数年之久。再接触同一类引起过敏的过敏原时，附着在细胞表面的IgE抗体就会使这两种细胞释放细胞内的组织胺等化学介质，使机体产生一连串复杂的反应（见图3）。这些化学介质可以使平滑肌痉挛，毛细血管通透性增加，腺体分泌增强，引起流涕、鼻塞、皮炎、气喘等过敏反应的症状。

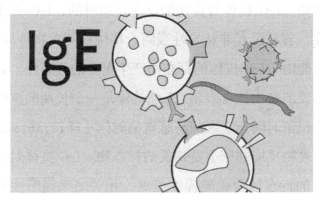

图3 IgE反应图

IgG/IgG₄抗体

英国学者Parish W.E 1970年在《柳叶刀》发表文献，第一次提出IgG抗体的概念，发现血液中的IgG抗体参与了皮肤过敏的表达，而IgE抗体并没有参与。从此推开了食物特异性抗体学术研究的大门。21世纪初，随着过敏性疾病的发病率不断上升，关于食物IgG抗体参与过敏反应的研究也逐渐成为热点话题。近几年，关于食物IgG_4抗体的研究在学术方面有了长足的发展，在消化、呼吸、神经、皮肤等方面均有高质量的论文发表。

IgG抗体由IgG_1、IgG_2、IgG_3及IgG_4四个亚类构成，每种亚类的每一种功能都有所不同。IgG_1抗体及IgG_4抗体参与的过敏反应由食物引发，IgG_2抗体及IgG_3抗体在食物过敏方面可以忽略。IgG_1抗体对食物的反应是瞬时的，IgG_1抗体具有黏附性，容易引起非特异性吸附，单纯检测食物特异性IgG抗体可能由于IgG_1抗体的存在而产生更多的假阳性，导致一些不必要的食物饮食限制。IgG_4抗体是一个长期的抗体，在血液中逗留时间与吃入的易感食物时间一样长，所以IgG_4抗体是与食物反应临床上更相关的标志物。IgG_4抗体对过敏程度较高的特定饮食靶向程度更高，相关结果假阳性更少。IgG_4抗体是慢性食物免疫反应和疑似肠道渗透反应中与临床更相关的标志物。相对于特异性IgG抗体检测，体外检测IgG_4抗体具有更高的特异性和准确性。（见表2）

IgG/IgG_4抗体作为非IgE抗体介导的免疫型食物不良反应的辅助诊断指标之一，可以作为特异性IgE抗体检测的一个补充。通过体外检测人血液中食物抗原特性IgG抗体，尤其是特异性IgG抗体浓度的增加，并结合临床病史，筛查出产生不良反应的问题食物，指导患者剔除饮食中引起疾病的食物（或食物成分），控制以至消除过敏性疾病。

表2 食物IgE/IgG₄的临床意义

过敏症状	IgE检测	IgG₄检测	临床意义	发生机理
有	阳性	阴性	速发食物过敏	
	阳性	阳性	速发、迟发混合过敏	IgG₄抗体是慢性食物免疫反应和疑似肠壁渗透反应中与临床更相关的标志物
	阴性	阳性	迟发型食物过敏	较大的复合物能够激活补体级联反应，从而引发机体中的炎症应答，这些炎症应答是导致IgG介导的食物不良反应症状的根源
				这些复合物可以沉积在组织或器官中，造成这些组织或器官的损伤
	阴性	阴性	非免疫球蛋白介导的食物过敏	
无	阳性	阴性	提示速发食物过敏可能	
	阳性	阳性	提示速发食物过敏可能 定期复查（一到三个月）	
	阴性	阳性	提示迟发食物过敏可能	
	阴性	阴性	没有过敏	

什么是过敏体质?

过敏体质的人容易过敏!过敏性疾病只发生在特定的人群,这些人群即为过敏性体质,或称为特应性体质。特应性是指个体和(或)家族,在暴露于各种过敏原如尘螨、动物皮毛、花粉、海鲜、药物等以后,容易产生IgE抗体的倾向性。而这些过敏原在环境中普遍存在,对大多数人无不良影响。特应性有一定的遗传倾向,但特应性人群并不一定患有过敏性疾病,只有在特定的环境因素作用下才可能出现症状。哮喘多发生在过敏性体质的人,但有过敏性体质的人不一定都出现哮喘。过敏性体质可以通过皮肤过敏原测试或检测血液中总IgE抗体和特异性IgE抗体来确定。如能检查出病人的过敏原,就可以通过避免接触这种过敏原而减少或防止过敏性疾病的发生。

人体如何引发过敏,目前有很多假说。但还是以遗传因素、身体免疫能力紊乱、长期的过敏原接触、短期大量的过敏原暴露为产生过敏的主要原因。过敏反应性疾病的发病机制复杂,涉及遗传、感染、机体免疫、环境、心理、过敏等诸多方面。有三种过敏性疾病(过敏性湿疹、过敏性鼻炎、过敏性哮喘)存在家族史。父母双方所患同一种过敏反应疾病，其子女患该类疾病的概率为 78.0%；如果仅一方有过敏反应疾病，其子女患病概率为 35.0%。有过敏反应疾病家族史的婴儿，给予纯母乳喂养，且母亲在哺乳期不食用易致敏的食物，该类婴儿发生过敏性湿疹和食物过敏的可能性小。

孕妇在怀孕期间，身体的激素水平发生了巨大的改变，造成对外界的不适应，容易诱发过敏的发生。

职业暴露的关系，长期变换地区工作的人，会接触不常接触的食物、水、环境，可能诱发过敏。移居异地的人群要非常重视过敏的发生。

影响儿童过敏反应性疾病的主要危险因素：自身过敏性体质、喂养方式、食物过敏原、吸入过敏原。儿童过敏发展进程在婴儿期主要是食物过敏，之后以吸入过敏原过敏为主。如果能在早期对父母有过敏性疾病病史、婴儿有湿疹或荨麻疹史、婴儿有喘息性疾病史等高危婴儿进行必要的监测和一定的饮食干预和环境控制措施，将可能避免以后出现吸入性过敏原的过敏，显著减少儿童呼吸道过敏反应性疾病的发生。延长母乳喂养时间的婴儿发生过敏反应性疾病的危险性较小。

过敏体质小测试

◆ 你没有感冒的时候也要打喷嚏吗？连续打几个喷嚏。

◆ 你有因季节变化、温度变化或异味等原因而咳喘的现象吗？

◆ 你的皮肤容易起荨麻疹（风团、风疹块、风疙瘩）吗？

◆ 你的皮肤因过敏出现过紫癜（紫红色瘀点、瘀斑）吗？

◆ 用指甲在身体上轻轻划一下，皮肤出现红色划痕并突起吗？

以上任何一种答案为"是"，你就有可能是过敏性体质，两种及以上答案为"是"，就可以确定是过敏体质。

过敏性疾病的发展进程怎样？

儿童发育基本上是以一定的顺序进行的，随着发育的不断进展，个体的特性和变化日趋明显。一般说来，儿童是指14岁以内的孩子。从出生后，孩子的各个组织器官的生理结构以及免疫系统功能都经历了一个从不成熟到逐渐成熟、从不完善到逐渐完善的过程。根据出生后的不同时间段，儿童的发育又可被进一步划分为几个阶段：出生后1个月，称为新生儿期；从1个月~1岁，称为婴儿期；1~3岁，称为幼儿期；3~14岁，称为儿童期。过敏反应也受发育各个阶段的影响而变化。婴儿期主要出现的是食物过敏，可以引起皮肤湿疹、胃肠道症状如呕吐、腹痛、腹泻等；1岁左右以后上述症状大部分消失，开始出现呼吸道的咳嗽、喘息或鼻炎的症状。这种发展过程被称为"过敏火炬"。另外，儿童过敏外在的过敏原也存在这样的变化。1岁左右开始出现对螨虫的过敏；2~3岁对花粉过敏的人数开始增多。因此，对儿童过敏的认识和治疗应该是全身的和连续的过程。过敏反应症状的表现方式以及容易发生哪种类型的过敏反应，也因儿童的年龄不同而有所差异。以过敏性皮炎为例，不仅皮肤症状随着年龄而变化，皮肤的病变部位也随之不同。在婴儿时期表现为渗出性湿疹的皮肤症状，以头面部、躯干为主；儿童期则表现为慢性湿疹的症状，皮肤干燥明显，发病部位以四肢和头面部为主。因此，儿童期过敏性疾病的发生与这一时期的生理结构和免疫学特点密切相关。

　　在婴儿出生后第一年是个过敏反应的爆发阶段，对室内外过敏原都可发生异常强烈的免疫反应，婴儿出生月份时居室内螨虫过敏原的有无与其体内抗过敏抗体的有无显著相关，其他过敏原和致敏食品也是刺激因素。在症状出现以前过敏性炎症也可潜隐进行，最先表现的症状是食物过敏和婴儿湿疹，6个月~1岁时出现对过敏原的高敏感性，大多数具有特异性的气道高反应性。

从出生到5岁过敏反应出现的顺序是：食物过敏—过敏性皮炎—上气道过敏—下气道过敏—气道高反应性—哮喘，从病情表现上反映出逐步恶化，同时患病率也随年龄增长而上升。

儿童过敏性疾病中食物过敏和婴儿湿疹发病率以2岁年龄组最多，2岁以上患食物过敏的锐减，至7岁以上降到很低；2岁以上的湿疹发病率缓慢下降；哮喘发病率从1岁开始上升，至7岁年龄组时为高峰，以后缓慢下降；鼻炎在5岁年龄组开始缓慢上升，到12岁以后维持很高的发病率。重视婴幼儿时期的过敏防护是预防过敏的关键阶段。

在儿童时期尽早地减少与过敏原的接触对于有家庭过敏性哮喘病史的人群尤为重要。关于过敏性疾病和哮喘之间联系的研究表明，儿童早期与家庭尘螨过敏原接触的程度和之后发展哮喘的可能性存在某种联系。也就是说，在儿童时期越多地与过敏原接触，之后获得哮喘的可能性就越大。因此，我们建议家长应尽早地为易于过敏的孩子减少其与家庭过敏原的接触。

（陈玪、姚文清）

第二章 常见过敏性疾病特性

常见过敏性疾病有哪些?

过敏反应主要表现在人体的皮肤和黏膜上,表现在皮肤上就是过敏性皮炎,表现在黏膜上就是过敏性鼻炎、过敏性结膜炎、过敏性支气管炎、过敏性哮喘、过敏性肠炎等。过敏性疾病也有出现全身反应的情况,是过敏中比较危险的疾病。

1. 全身过敏反应

全身过敏反应是一种IgE抗体介导的急性致死性过敏反应。这是过敏性疾病中最危险的一种。发生在致敏者再次接触该过敏原时。症状包括喘鸣、呼吸困难、喘息和低血压。

◆典型诱发因素 药物(如β-内酰胺类抗生素、胰岛素、链激酶、过敏原提取液)、食物(如坚果、鸡蛋、海鲜)、蛋白(如破伤风抗毒素、输血)、动物毒液、乳胶等。花生和乳胶过敏原也可由空气传播。过敏性疾病史并不意味发生全身过敏反应风险增大，但是发生全身过敏反应时死亡的风险增加。

◆治疗　立即使用肾上腺素，必要时气管插管，低血压时给予静脉补液和血管升压药，使用抗组胺药物，支气管痉挛给予吸入β-激动剂。

◆预防　回避已知过敏原是防治本病的基本措施。当无法回避时可采取脱敏治疗。对昆虫毒液、食物和其他已知物质过敏的患者应佩戴具有警示作用的手环，并随身携带装有肾上腺素的注射器（成人0.3mg，儿童0.15mg），在接触过敏原后立即自行注射。

2. 食物过敏

食物过敏是指对日常食用蛋白的一种过度的免疫反应。食物过敏的发病率从1%~3%不等，因地域差异和确诊方法而有所不同。患者容易将食物过敏与食物不耐受（如乳糖不耐受、肠易激综合征、炎症性肠炎）混淆。

◆典型诱发因素　几乎所有的食物或食物添加剂都有可能引发过敏反应，但是最常见的诱发因素包括婴幼儿时期的牛奶、大豆、鸡蛋、花生和小麦，年长儿童和成人时期的坚果和海鲜。食物与非食物过敏原之间存在交叉反应，也可能对非肠道过敏原出现反应。例如：口腔过敏症患者（食用水果和蔬菜后口唇瘙痒、红斑、口周水肿）可能在接触花粉后出现同样的表现。花生过敏的儿童会对含有花生油成分的治疗皮疹用的乳霜过敏。对乳胶过敏的患者也常对香蕉、奇异果、酪梨或几种都过敏。

◆诊断 皮肤试验或体外试验；试验性排除食谱法（单独进行或在皮肤试验和体外试验之后进行）。成年患者中严重的食物过敏，一般容易发现原因。当过敏原不明时，或对于多数儿童患者而言，诊断可能比较困难，需与胃肠道功能障碍相鉴别。如果怀疑食物过敏，可采用皮肤试验或特异性IgE抗体过敏原试验来评估食物与症状间的相互关系。阳性皮试并不能证实临床症状与过敏有关，但是阴性反应可排除过敏。如果某个食物的皮肤试验呈阳性，可将食物从饮食中剔除来确定症状与食物过敏的关系，如果症状有所缓解，可再次给予该食物（最好是双盲试验）来确定是否会再诱发症状。

除了皮肤试验也可以通过回避引起过敏的可疑食物，以及进食不含常见食物过敏原的特殊要素饮食来帮助诊断。此时除了食谱中的食物外，不能进食其他食物或液体。必须使用纯的食品，许多商品化成品食物含有大量其他成分（如商品黑麦面包含小麦粉）或痕量调味料或增稠剂，要判断食品中是否含有其他成分并不容易。

◆治疗 饮食去除诱发过敏的食物。有时需要口腔使用色甘酸，有时需要糖皮质激素治疗嗜酸性粒细胞肠炎。由于治疗而要去除诱发过敏的食物，所以诊断和治疗是重合的。当评估一种要素饮食的作用时，必须考虑到食物过敏反应可能自发消失。

3. 几种常见的过敏性疾病

◆血管性水肿　是较深的真皮和皮下组织水肿，可以是原发于皮肤的疾病或为全身性疾病的一个症状，是过敏中最常见的一种症状。

◆过敏性结膜炎　结膜的过敏性炎症。急性或慢性卡他型变应性结膜炎通常是过敏性综合征（枯草热）的一部分，也可通过直接接触空气传播的物质（如花粉、真菌孢子、尘埃、动物皮屑）而单独发病。

◆荨麻疹　是真皮表面的局灶性风团和红斑，伴随有皮肤瘙痒症状，通常在2~24小时内自行消退。临床上荨麻疹极为常见，15%~25%的人一生中至少患过一次荨麻疹。

◆物理性过敏病　是一种由寒冷、日光、热或轻微创伤等物理刺激所引起的过敏反应症状和体征。

◆药物超敏反应　是药物引起的免疫反应。症状轻重不同，包括皮疹、全身过敏反应和血清病。

◆过敏性眼疾病　眼睑可发生血管水肿、荨麻疹、接触性皮炎或特应性皮炎。眼睑接触性皮炎是一种细胞性超敏反应，可由各种眼部用药或手指误将药物带到眼部引起，也可由面用化妆品、指甲油或染发剂引起。可能累及眼角膜。

其他过敏性疾病，还有过敏性支气管肺曲霉病、过敏反应性肺炎、胃肠道食物反应、全身过敏样反应、过敏性紫癜、过敏性休克、免疫性不孕症等。

过敏常见症状有哪些？

小测试：

1. 接触过敏原1~15分钟内，出现不轻松的感觉，变得激动和皮肤发红，有心悸、感觉异常、瘙痒、耳内感觉搏动、荨麻疹和血管性水肿？

2. 打喷嚏，流清水样鼻涕，鼻瘙痒？

3. 前额痛，容易兴奋，嗓子发炎？

4. 咳嗽，哮喘？

5. 经常鼻塞，全年时轻时重？

6. 耳部堵塞，听力下降？尤其是儿童。

7. 轻度慢性持续性鼻炎，流涕？

8. 明显的眼痒，有大量流泪，眼结膜充血，眼结膜水肿？

9. 1~8症状在特定环境（如家里等）发生？

10. 眼睑出现血管水肿，眼睑出现荨麻疹？

11. 进食后出现爆发性荨麻疹和血管性水肿，甚至发生全身过敏反应？

12. 进食后进行体育活动才发生过敏反应？

13. 婴儿湿疹（特应性皮炎）或湿疹伴胃肠症状？

14. 瘙痒症状开始出现风团？

15. 皮下疏松组织的弥漫性肿胀，多见于手足背面、眼睑、嘴唇、生殖器和各处黏膜，上呼吸道水肿引起呼吸窘迫？

如果你或你的孩子有上述表现，那就是过敏发生的常见表现了。过敏表现的反复发作得不到有效的控制，就会引发过敏性鼻炎、过敏性哮喘、过敏性结膜炎、过敏性皮炎和过敏性湿疹等过敏性疾病。

◆荨麻疹　荨麻疹一般由瘙痒症状开始，接着便出现风团，风团可保持小型（1~5mm），也可增大。更大的风团中央有消退倾向，也可首先表现为直径大于20cm的红斑或水肿大环。一般情况下，成簇的风团此起彼伏，在一处存在数小时后消退，又在他处发生。病损一般不会超过24小时。

◆血管性水肿　血管性水肿是更为弥漫的皮下疏松组

织的肿胀，多见于手足背、面、眼睑、嘴唇、生殖器和各处黏膜。

◆过敏性休克 主要表现为血压下降、皮疹、喉头水肿、呼吸困难。

还有一些症状是不典型的，人们往往容易忽视是过敏造成的，长期反复地不正确地治疗，造成身体、精神的危害和费用的损失。如果出现以下几种症状，也许意味着有过敏问题。

◆口腔痒且有刺痛感 据英国《卫报》报道，这是许多食物过敏的典型症状，但如果伴有其他更为严重的反应，如呼吸困难、头昏眼花、呕吐等就更要警惕。口腔痒且有刺痛感，表明你可能正受到口腔过敏综合征的困扰。口腔过敏综合征是对一些生的瓜果蔬菜过敏的常见反应，约20%的花粉热患者曾受到过口腔过敏综合征的困扰。例如，如果对白桦树花粉过敏，那么在进食胡萝卜、芹菜和苹果等果蔬后，则会导致口腔过敏综合征。

◆头痛和偏头痛 虽然脱水和压力过大等原因也可能引起头痛和偏头痛，但是位于澳大利亚悉尼的皇家阿尔弗雷德王子医院过敏科进行的研究表明，添加剂和食物中的其他化学成分有时也有可能引起头痛和偏头痛。经过对100名偏头痛患者进行研究发现，2/3以上的人对味精和食物防腐剂以及胺（巧克力和红葡萄酒中就含有胺）、色素有反应。此前，不少临床医学家假定小麦和奶制品是导致偏头痛的头号"罪犯"。

◆呼吸困难　严重食物过敏的主要症状之一是急剧喘息、呼吸困难，对于有潜在哮喘症的患者来说，尤其令人担忧。据悉，虽然食物过敏不会导致慢性哮喘症，但却会恶化哮喘症的病情。干果、包装的沙拉以及罐装或处理过的食物中含有的亚硫酸盐防腐剂可能导致呼吸困难。另外，口腔过敏综合征也同样可能出现呼吸问题。例如，在剥、切或煮马铃薯、甜菜或胡萝卜等蔬菜时，过敏原会通过空气传播并被吸入人体内，从而出现呼吸问题。

◆消化不良　泡沫样腹泻是乳糖不耐受的症状之一。乳糖不耐受是指因缺乏乳糖酶，不能消化奶制品中的乳糖。不少乳糖不耐受患者在食用谷物纤维食物时也会出现消化不良的症状。出现消化问题还有可能是由于患有麸质过敏症。麸质过敏症又名乳糜泻，源于对麸质（小麦、裸麦、大麦和燕麦中的一种蛋白复合物）过敏导致的肠道自体免疫反应。

◆皮肤病　急性荨麻疹或风团是食物过敏的常见反应。然而，一项研究发现，食物过敏导致婴儿出湿疹的情况事实上很少见，而食物也不是造成成人出湿疹的一个重要因素。而疱疹样皮炎则是麸质过敏症的一个症状。

◆对某种或某类食物上瘾　英国营养学家帕特里克说："有些人无法完全消化食物，体内存在大量未经消化的食物粒子。这些食物不只会引起身体不适，还可能会使人体对它们产生依赖或渴望，甚至会使人体上瘾。这是由于缩氨酸可能会在人体内产生和吗啡一样的效果。人体在消化食物时，先将食物转化为缩氨酸，然后将缩氨酸转化为氨基酸。而一些存在消化问题的人则无法将所有的缩氨酸都转化为氨基酸。也正因为如此，有些人在从他们的食物中去除过敏原的前几天，会感到更加不舒服。"

◆一直感到疲劳不适　人体在消化对之过敏的食物时容易感到身体疲劳无力，因为身体内储存的大部分能量都被"调去支援"超负荷的消化系统。由缺铁或饮食性叶酸缺乏性贫血而导致的疲劳乏力归根结底可能是由麸质过敏症引起的，因为小肠内的组织受损将会影响铁、叶酸和维生素B_{12}的吸收。

什么是过敏性鼻炎？

IgE抗体介导的鼻炎有季节性鼻炎、常年性鼻炎、花粉症、血管运动性鼻炎等。过敏性鼻炎表现为花粉或其他过敏原引起的季节性或常年性的鼻痒、喷嚏、流涕、鼻黏膜充血，有时候伴随结膜炎。依据病史和皮肤试验进行诊断。治疗方面联合应用抗组胺药、减充血剂和皮质激素鼻内喷雾，对于那些严重的、难以控制的患者可采用脱敏治疗。

过敏性鼻炎分为季节性发作（如花粉症）和常年性发作（如常年性鼻炎）。至少25%的常年发作鼻炎是非过敏性的。季节性鼻炎一般由风媒花粉所致。春季：由树上的花粉（如杨树、榆树、枫树、桤木、桦树、榆树、桑树）引起。夏季：由牧草花粉（如葎草、猫尾草、香茅草、果园草）和野草花粉（如蓟、车前草）引起。秋季：由野草花粉（如豚草、蒿属）引起。

本病有显著的地理区域差异。季节性鼻炎偶可由空气传播的霉菌孢子引起。常年性鼻炎是由常年吸入室内过敏原（如尘螨、蟑螂、动物皮屑和霉菌）引起的，或者在发病季节后因对植物花粉有强烈的反应所致。

过敏性鼻炎和哮喘常共存，其中的原因还不确定，可能因为鼻炎和哮喘有相同的过敏过程（同一个气道假说），或是因为鼻炎是哮喘的诱因之一。非过敏性常年性鼻炎包括感染性、血管收缩性、萎缩性、激素性、药物性和味觉性鼻炎。

　　患者表现为瘙痒（鼻、眼或口周）、喷嚏、流涕、鼻塞和鼻窦阻塞。鼻窦阻塞可引起前额痛，鼻窦炎是常见的并发症。常有咳嗽和喘息，尤其当患者同时患哮喘时。过敏性鼻炎持续时间过长会导致鼻外观表皮破裂、鼻窦炎、中耳炎、鼻出血、嗅觉降低、听力降低、头晕头痛、打鼾、失眠以及诱发哮喘，儿童可由于揉鼻子出现"过敏性敬礼症"，严重影响学习、工作和日常生活。

　　基本上可以仅凭病史即可诊断过敏性鼻炎。一般不采用诊断性试验，除非患者经过经验性治疗不好转。对于这些患者，皮肤试验可以提示对过敏原的反应，用以指导治疗，测试的过敏原包括花粉（季节性鼻炎）、尘螨、蟑螂、动物皮屑、霉菌及其他（常年性鼻炎）。皮肤试验结果偶尔无法判断或患者无法进行皮肤试验（如患者服用某些干扰试验的药物），则需进行血清IgE抗体试验。皮肤试验阴性，鼻部分泌物涂片嗜酸性粒细胞过多的患者提示对阿司匹林敏感，或非过敏性鼻炎伴随嗜酸性粒细胞增多。

　　避免或控制引起常年性鼻炎的过敏原。花粉、尘螨、柳絮、冷空气是引起过敏性鼻炎的主要过敏原。得了过敏性鼻炎应尽量避免与可能的过敏原接触，定期检测生活环境过敏原指数，定期进行过敏原环境治理，注意床褥卫生，避免接触花粉，保持室内空气流通，保持心情愉快等。

什么是过敏性哮喘？

哮喘又称支气管哮喘，全世界约有1亿哮喘患者，已成为严重威胁公众健康的一种主要慢性疾病。我国哮喘的患病率约为1%，儿童可达3%，据测算全国约有1千万以上哮喘患者。

哮喘是由于多种刺激因素引起部分或完全可逆性气道阻塞的弥漫性气道炎症性疾病。症状和体征包括呼吸困难、胸闷、咳嗽和喘鸣。基于病史、体检和肺功能检查进行诊断。治疗方面包括控制诱发因素和药物治疗，最常用的是吸入 β_2 受体激动剂和糖皮质激素。治疗积极则预后良好。

哮喘的发生是多因素的，过敏是诱发哮喘的重要因素。大量证据提示家居（如灰尘、蟑螂、宠物）和其他环境过敏原参与年长儿和成人的疾病发生。过敏反应通常在儿童早期就发生。儿童先对食物过敏如牛奶和鸡蛋。在两三岁时他们开始对室内/室外过敏原（如尘螨、蟑螂、树和草花粉）过敏。为什么对过敏有人表现为鼻子症状而另一些人则表现为哮喘或皮肤疾病的原因，不是十分清楚。一些人对室内过敏原发展成过敏反应，但没有症状（无临床症状），而许多儿童和成人对室内过敏原过敏反应发展成为哮喘。虽然空气污染可能促使哮喘加重，但与疾病的进展无明确关系，少儿暴露于吸烟环境产生病理性作用尚存争议，因为部分研究发现其能促使疾病发生，而另一部分发现其具有保护作用。遗传和环境因素可能是通过决定Th_1和Th_2细胞系间的平衡来相互作用。专家认为婴儿出生时处于过敏前和炎症前Th_2细胞免疫反应，以嗜酸性粒细胞的生长和激活及IgE抗体产生为特征，但是儿童时期早期暴露于细菌和病毒感染及内毒素可导致机体Th_1反应。这些可抑制Th_2细胞和诱导耐受。针对在发达国家中家庭趋于小型化、孩子少，室内环境更加清洁和疫苗、抗体的早期应用使儿童减少Th_2反应抑制及诱导耐受的暴露，可部分解释哮喘发病率在发达国家呈持续增高（卫生假说）的现象。

控制诱发因素、药物治疗、监测、患者教育、防止急性加重是哮喘治疗的总原则。哮喘治疗的目的是最大限度地减小损害和风险，防止急性发作和减少慢性症状，包括夜间觉醒次数，减少急诊就诊需要和住院治疗，保证正常肺功能和活动水平，避免治疗的副作用。

环境控制，可促发哮喘的环境因素包括动物皮屑、屋尘螨、蟑螂、空气传播的霉菌和花粉。通过用合成纤维枕头、不通透的床垫，经常用热水洗床单、枕套和毯子可能会控制一些病人的激发因素。病人的床褥和席梦思床垫等应置于密封的拉链袋内，最好不要用地毯，特别在有利于屋尘螨繁殖的温暖潮湿气候下。不宜用布制家具、布玩具、毯子，不宜养宠物（尘螨、动物皮屑）。对于地下室和其他通风不良处以及潮湿的房屋（可有霉菌滋生）宜用干燥器。房屋内雾化可减少尘螨等过敏原。虽然在城市环境中控制诱发因素很难，但这些措施仍很重要，通过房屋清扫去除和根除蟑螂尤为重要。高效微粒子空气真空（HEPA）吸尘器和过滤器可减轻症状。但是他们对肺功能和药物要求的影响并未被证实。对某些过敏原（如尘螨、霉菌和花粉）可选用过敏原免疫治疗。如免疫治疗在12~24个月内无显效应停止。如出现症状改善，建议至少治疗3年，但最佳疗程不明确。尽可能避免或控制一些非过敏性诱发因素，如吸烟、强烈气味、刺激性烟尘、冷空气、气温改变、大气压力改变、潮湿和运动。亚硫酸盐敏感的病人应避免喝红酒。忌用阿司匹林，特别是鼻息肉病人易于发生阿司匹林诱发的哮喘。少数阿司匹林过敏的哮喘病人对其他非类固醇抗炎药也有交叉反应，对酒石酸锌很少有交叉反应，吃虾后或饮红酒、啤酒后哮喘发作的病人应避免广泛用于食物防腐剂的硫化物。β受体阻滞剂，包括那些近来用于治疗青光眼的药物，可加重哮喘。

必须强调加强教育的重要性。越多的病人知道哮喘的知识，包括促发因素、何时用何药、如何使用储雾罐、哮喘加重时早期使用皮质激素的重要性，哮喘控制得就越好。中度至重度哮喘病人家庭监测呼气峰流值结合教育是绝对有用的。当哮喘静止期时，每天早晨测定一次峰流值。如果病人峰流值降至≤80%的个人最佳值，则每日2次测定昼夜变异率。昼夜变异率≥20%提示气道不稳定，需重新评价治疗方案。每个病人每天都要记录治疗反应，尤其是急性发作的治疗。

过敏反应是哮喘的危险因素，就如同高胆固醇是心脏疾病的危险因素、吸烟是肺癌的危险因素一样。如果你暴露在室内过敏原中，你患哮喘的危险性就增加。这和你知道的其他疾病一样。因此，减少家庭过敏原水平是非常重要的。首先，预防人群过敏，其次，如果已经有过敏发生就减轻其过敏症状。过敏性哮喘的发展后果就是窒息死亡，如邓丽君、柯受良都是过敏性哮喘导致的窒息死亡。

哮喘日记怎么做？

哮喘是一种与过敏有关的气道慢性炎症性疾病，慢性炎症会导致气道高反应性和广泛多变的可逆性气流受限，并引起反复发作的喘息、气急、胸闷、咳嗽等症状。哮喘目前还无法根治，需要长期用药和监控。目前医学界较为公认的哮喘监控方法就是哮喘日记。

哮喘日记的内容主要包括记录哮喘发作的症状、峰速值和使用的药物等。这些内容对哮喘患者早期发现气道阻塞、病情发展的动态监测、病情严重程度的判断、疾病发作规律的判断、根据药物的治疗反应及时地调整治疗方案以及确定是否需要就医等方面均具有重要的指导意义。

峰值呼气流速（PEF）是诊断病情、考核疗效和调整治疗方案的参考指标。当你记录哮喘日记的时候，有一个指标是重点——峰值呼气流速（PEF），简称峰流速。它主要反映大气道阻塞程度，监测PEF可以在症状出现之前帮助发现病情恶化的早期征象。PEF测定在判断病情严重程度、调整药物剂量、考核疗效和监测病情变化等方面均有一定作用。PEF是受试者用力吸气至肺总量后做最大呼气，最初10毫秒内所能达到的最高呼气流速。正常人和哮喘患者的PEF值均存在昼夜周期性生理变化，早晨数值最低，下午数值最高。但正常人变化幅度小，PEF波动多小于10%，而哮喘患者PEF波动率多超过20%~30%，甚至50%。PEF预计值是根据身高和年龄来计算的，而PEF实测值主要取决于个人的用力程度和呼吸肌的强健程度，故许多患者的PEF实测值总是高于或低于预计值，有一定范围的偏差或因人而异，因此有人推荐用于评价治疗的PEF值应以患者个人最佳值为宜。持续保持在个人最佳值的80%以上，提示哮喘控制得较好。个人最佳PEF值在指南中定义为哮喘已控制很好的情况下，每天测两次PEF（早上7点和晚上7点），连续2周所测的最高值。

记录哮喘日记要持之以恒。因为哮喘是一个慢性气道炎症性疾病，它的症状是反复出现，可能有的时候没症状，但是患者的气道炎症存在，所以说持之以恒地记录哮喘日记，不仅可以了解患者当天的情况，还可以看到患者的长期治疗情况。医生和患者根据哮喘日记的记录情况，可以得出一个量化的指标来判定患者病情的变化、药物治疗的效果，并可以据此调整给药的剂量，指导患者达到哮喘控制状态。如果记哮喘日记三天打鱼，两天晒网，可能会导致医生对患者病情的误判，患者也有可能将自己的病情看得过轻，因而做出自行停药等举动，这些都是不利于哮喘控制的。因此，患者需持之以恒地记录哮喘日记，使得医生可以看到患者的长期控制情况，确定有效的治疗方法，从而达到全面控制哮喘。（见表3）

监测和评估哮喘病情简单有效的辅助工具——哮喘控制测试（ACT）。记录好哮喘日记的同时，完成哮喘的自

表3 简易哮喘日记表

姓名：	性别：	年龄：	身高：	日期：
PEF\时间	星期一	星期二	……	星期日
500				
…				
120				
症状				
药物				

测评估也很重要。哮喘控制测试（ACT）作为一种评估哮喘控制水平的调查问卷，使用极为简便，患者可在多种场所自行评估，在目前现有评估哮喘控制水平手段状况下，不失为评估哮喘控制水平的较好工具，对监测病情变化起到一定的积极作用。

ACT是2004年美国卫生科学中心教授 Nathan等首次提出的一种有效评估哮喘控制水平的问卷。他们通过对471名哮喘患者进行22个项目的问卷测试后，从中筛选出与专家评估哮喘控制水平相关性最佳的5个项目，从而构成了ACT的内容。

ACT的内容共含5个项目：哮喘对日常活动的影响、呼吸困难情况、哮喘症状对睡眠的影响、平喘药物的使用及哮喘控制情况的自我评价。每个问题均有5个答案，总分共计25分。分数范围在20~25为哮喘控制良好；16~19为没有

得到很好的控制；5~15为非常难以控制。（见表4）

表4　哮喘控制测试（ACT）表

问题\得分	5分	4分	3分	2分	1分
在过去4周内，在工作、学习或家中，有多少时候哮喘妨碍您进行日常活动？	没有	很少时候	有些时候	大多数时候	所有时候
在过去的4周内，您有多少次呼吸困难？	完全没有	每周1~2次	每周3~6次	每天1次	每天不止1次
在过去的4周内，因为哮喘症状（喘息、咳嗽、呼吸困难、胸闷或疼痛），您有多少次在夜间醒来或早上比平时早醒？	没有	1~2次	每周1次	每周2~3晚	每周4晚或更多
在过去的4周内，您有多少次使用急救药物治疗（如沙丁胺醇）？	没有	每周1次或更少	每周2~3次	每天1~2次	每天3次以上
您如何评估过去4周内您的哮喘控制情况？	完全控制	控制很好	有所控制	控制很差	没有控制

过敏性皮炎常见表现有哪些？

特应性皮炎（AD）俗称过敏性皮炎，是一种免疫介导的皮肤炎症，是由基因和环境相互作用而引发的。近年来研究表明遗传性表皮屏障功能障碍是主要原因，丝聚蛋白基因缺陷成为研究的热点。瘙痒是其原发症状，皮损可表现为轻度的红斑乃至严重的苔藓样变。诊断依靠病史和体检。治疗主要是应用皮肤保湿剂，避免接触过敏原及刺激原，局部应用糖皮质激素也较普遍。过敏性皮炎通常于30岁完全缓解。

过敏性皮炎分两类：外源型，IgE抗体介导型，占70%~80%；内源型，非IgE抗体介导型，占20%~30%。

环境诱发因素：

◆食物 牛奶、鸡蛋、大豆、小麦、花生、海鱼和其他的一些海产品常是引发过敏性皮炎、湿疹、荨麻疹的重要因素。肉、番茄、巧克力以及夏天上市的水果等也都可能引起过敏；

◆空气中的过敏原 尘螨、真菌、皮屑、空调、地毯、床铺、沙发等居室内过敏原密度过高，引起皮肤过敏；

◆湿疹、荨麻疹、日光性皮炎等过敏性疾病比较多，夏季是高发期；

◆强烈的日光暴晒皮肤裸露部位，导致过敏反应；

◆汗液与佩戴的饰品接触，也会引起接触性湿疹；

◆食品的添加剂如调味品、色素、防腐剂等也可以导致过敏。

过敏性皮炎临床表现多种多样，皮肤炎症由急性到慢性，剧烈瘙痒，反复发作，皮疹在不同的年龄阶段可有不同的表现，通常分为婴儿期过敏性皮炎、儿童期过敏性皮炎和青年成人期过敏性皮炎。

婴儿期过敏性皮炎又称婴儿湿疹，多数于1岁以内发病，病变好发于头皮、面颊、胸部、颈部和四肢的伸侧。发病初期多为颊面部出现红斑、瘙痒，继而在红斑的基础上出现针尖大小的丘疹、丘疱疹，密集成片。随后皮疹迅速扩展到头皮、额部、颈部及四肢。通常由于瘙痒和摩擦引起皮疹糜烂、渗出和结痂。一般于2~3岁皮疹逐渐好转、自愈。

儿童期过敏性皮炎多在婴儿期过敏性皮炎缓解1~2年后，约4岁开始复发，皮疹以四肢屈侧，特别是肘窝、腘窝（四窝风）、手腕、脚踝等处多见。大多数表现为干性丘疹、角化和苔藓样变、瘙痒。有的可伴眼周红晕和水肿。

青年成人期过敏性皮炎一般是指12岁以后的青少年期及成人阶段的过敏性皮炎，也可以从儿童期发展而来或直接发生。皮炎好发于肘、腘窝，额部和颈部，一般为慢性过程，以融合性丘疹为主，大多无渗出，局部皮肤增厚和苔藓化显著。抓后有血痂、鳞屑及色素沉着。

过敏性皮炎病人常常有类似病情的家族史和个人史，

除上述的婴儿期、儿童期、青少年和成人期具有的皮疹表现外，还可以有以下特点：

◆Dennie线　即位于下睑下方的皮肤皱褶，起始于内眦或内眦附近，几乎与下睑缘平行。这种情况往往反映病人具有过敏性疾病，如过敏性皮炎、支气管哮喘和过敏性鼻炎。

◆过敏性鼻皱褶　又被称为"过敏样鼻子"，即在儿童的鼻根部皮肤出现皱褶，这可能是患儿因鼻腔痒、鼻塞，经常用手向上推鼻尖而致。

◆过敏性着色　即在眼下方的黑眼圈，这可能是由于鼻黏膜肿胀影响静脉回流所致。

◆过敏性手掌　大多数病人的手掌和手指的纹理增多，这可能与皮肤干燥有关。

◆过敏性足　在病人大脚趾的腹、背面出现充血性（红色）湿疹，冬季加重。

◆白色划痕反应　也被称为异常血管反应，正常人的皮肤被钝器划痕后，会出现Lewis三联反应，即划痕后15秒钟内划痕部位出现充血反应，45~60秒钟后产生红晕，90秒钟后划痕部位肿胀。但过敏性皮炎病人的皮肤被划痕后15~30秒，红晕迅速转为苍白水肿，并可持续1~3分钟，这种现象可能与血管的强烈收缩有关。

◆延迟苍白现象　用1∶1000酰胆碱给正常人做皮内注射后，局部出现红晕（轴索反射引起血管扩张）；而给过敏性皮炎病人注射后局部先出现红晕，但在2~3分钟内迅速转为苍白色，并持续数分钟。延迟苍白现象的机制尚不明确，可能是血管收缩现象，也可能是局部水肿所致。延迟苍白现象试验不作为常规检查。

◆眼部病变　过敏性皮炎病人可伴有视网膜剥离、前囊下白内障和圆锥形角膜等。

◆对病毒感染的抵抗力降低。

治疗过敏性皮炎的目的是去除诱发因素，止痒、控制炎症、润滑皮肤、解除精神紧张和焦虑。首先要尽可能避免过敏性皮炎诱发因素的存在，包括过敏原和非特异性刺激因素，例如，对于有湿疹的患儿最好用母乳喂养，哺乳的妈妈注意不要吃虾、蟹，当给患儿添加蛋类、奶类、蔬菜、水果等食物后，详细记录所进食物和出现症状的时间，为医生分析病因提供依据。患儿穿棉类内衣为好，用肥皂洗后要彻底漂洗干净，最好不用加酶洗衣粉和加酶肥皂粉（因为酶本身就是蛋白质，可作为过敏原）洗内衣。无论儿童还是青少年、成人期过敏性皮炎发作时应尽量不吃鱼、虾、蟹、羊肉、香菜（芫荽）、辣椒、生蒜和生葱，因为从中医的角度分析这些食物具有能行、能散的作用，从临床上观察到进食这些食物确实可加重过敏性皮炎的症状。必要时监测生活环境过敏原指数，定期进行生活环境过敏原治疗，注意床褥卫生，避免接触花粉，保持室内空气流通，保持心情愉快等。

对过敏性皮炎病人的止痒主要选用抗组胺类药物，对于做危险工作的人应服用无困倦作用的药。应用糖皮质激素软膏，既可止痒，又有抗炎和抗过敏作用，但是面部不能长期使用，否则会引起激素性皮炎（又称皮革样皮炎或类固醇性皮炎）面容。选用哪一种激素软膏最好在医生的指导下，根据病情和经济实力选用一种即可，切记不可乱用。

一般情况下，对于过敏性皮炎的急性期，如红肿、渗出较多的皮肤损害，局部用硼酸水或生理盐水冷敷效果较好。煤焦油制剂对慢性皮炎病例有效，可以与糖皮质激素软膏交替或同时使用。

过敏性眼病表现有哪些？

过敏性眼病是最常见的眼表疾病之一，其中过敏性结膜炎是最常见的类型。据统计，世界上约有5%以上的人因过敏性眼病就诊，而其中过敏性结膜炎的比例超过50%。

眼部痒感几乎是各种类型过敏性结膜炎的共同症状，但其他症状如流泪、灼热感、分泌物等则缺乏特异性，往往容易和其他的眼表疾病混淆。临床表现为弥漫性的结膜充血、水肿及乳头、滤泡增生等体征，越靠近眼角部位，情况越严重。患者一般没有眼痛，也无明显的视力障碍，瞳孔正常。若有家庭成员患过敏症的话，其为过敏反应的可能性很高，它的过敏原基本上与过敏性鼻炎相同。

花粉、尘螨、柳絮、冷空气是引起过敏性眼病的主要过敏原。得了过敏性哮喘应尽量避免与可能的过敏原接触，定期检测生活环境过敏原指数，定期进行生活环境过敏原治理，注意床褥卫生，避免接触花粉，停止配戴隐形眼镜，保持室内空气流通，保持心情愉快等。

过敏还会导致眼睑及周围皮肤粗糙或潮红、瘙痒、脱屑等改变。少数儿童会因病变累及角膜（黑眼珠）可能影响视力。

其他变应性眼病，眼睑可发生血管性水肿或荨麻疹、接触性皮炎或特应性皮炎。眼睑接触性皮炎可由各种眼部用药或手指误将药物带到眼部引起，也可由面部化妆品、指甲油或染发剂引起。眼痛、羞明、流泪和角膜周围睫状体炎症，表示可能有前葡萄膜炎。

食物过敏和食物不耐受有何区别？

食物不良反应又称为食物异常反应，是一个总的概念，适用于由摄入的食物和（或）食物添加剂引起的所有异常反应。包括人体对食物成分或添加剂引起的：①免疫性反应，一般称为食物过敏。包括食物过敏反应和乳糜泻。其中IgE抗体介导如急性荨麻疹、口腔过敏反应等疾病；非IgE抗体介导如食物蛋白诱导的胃肠病、乳糜泻等疾病；混合IgE抗体和非IgE抗体介导的如嗜酸性粒细胞肠炎等疾病；细胞介导的如过敏性接触性皮炎等疾病。②非免疫性反应，一般称为食物不耐受。包括中毒性、代谢性如乳糖不耐受、药理性如咖啡因、特异体质（先天的）的反应以及精神心理因素所引起的异常反应等。

据国外的一些流行病学调查表明，3岁以下婴幼儿有6%~7%的人对某些食物产生不良反应。婴幼儿在5~6岁时大约80%对牛乳、鸡蛋、花生、小麦、大豆产生免疫耐受，大约20%对鱼及甲壳类水产动物的过敏反应会消除，部分人往往会终生有过敏反应。但引发IgG抗体介导的食物不良反应则无规律，有可能由饮食不当引起肠道菌群紊乱，引发IgG抗体介导的食物不良反应。

食物过敏系指摄入各种动植物性食品，在胃肠道未经消化分解或消化分解不完全而被吸收进入人体内出现的异常免疫反应，是继发于摄入食物后机体出现的异常免疫反应。真正的由IgE抗体介导的食物过敏性通常发生在婴儿，绝大多数病人有明显的过敏性家族史。最初的表现可仅为湿疹（过敏性皮炎）或湿疹伴胃肠症状。至1岁末皮炎已不是主要问题，开始出现过敏性呼吸道症状。随着儿童年龄的增长，食物的重要性减小，儿童对吸入的过敏原发生的反应增加，表现为爆发性荨麻疹和血管性水肿，甚至发生全身过敏反应。敏感低的人只有在进食后进行体育活动，才发生过敏反应。除了排除肇事食物之外，没有特殊的治疗方法。

临床表现

◆消化道症状　包括恶心、呕吐、腹痛、腹泻等。

◆呼吸系统表现　鼻炎、反复的支气管炎、支气管哮喘等。

◆皮肤表现　湿疹、脂溢性皮炎、荨麻疹、血管神经性水肿等。

◆过敏性休克　有面色苍白、四肢冰凉、脉搏细弱、血压下降、昏迷等。

预防胃肠道过敏应尽量避免与可能的过敏原接触，如鱼、虾、蟹、蛋、奶等食物，或服用某些药物易引起肠道过敏。胃肠道过敏初期仅是胃肠道反应，会导致消化吸收障碍，营养不良。持续时间长了会引发其他过敏症状，并发其他过敏症状的严重后果，甚至哮喘、休克、窒息死亡。

食物不耐受多数是指对食物的一种生理反应，儿童多见。

（陈琤、陈静乙）

第三章　过敏性疾病的诊断

如何诊断过敏性疾病？

当你感觉有过敏症状的时候，要拜访过敏医生。过敏性疾病是一种全身性疾病，症状可能表现在全身各个部位。那么我们过敏了，应该去哪个科室看病呢？第一选择是过敏反应科（变态反应科）。如果就诊医院没有专业科室，我们就可以根据症状表现部位来选择就医科室。（见表5）

表5　常见过敏疾病就诊表

症状表现	相关科室
过敏性皮炎、荨麻疹、湿疹、接触性皮炎、药物疹	皮肤科
花粉症、常年性过敏性皮炎、Meniere病、渗出性中耳炎、鼻息肉、自身免疫性感音神经性耳聋、慢性咽炎、瘙痒症	耳鼻喉科
支气管哮喘、过敏性婴儿湿疹、小儿乳糜泻、新生儿溶血病	儿科
花粉症、支气管哮喘、慢性支气管炎、外源性过敏性肺泡炎、真菌过敏反应性肺炎等	呼吸科
复发性口腔溃疡 Behcet病（约85%的人在30岁以前有过反复口腔溃疡的历史）	口腔科
消化不良、恶心、呕吐、肠燥症、腹泻、便秘、腹胀、胃溃疡、乳糜泻	消化科

在你首次看过敏医生的时候，医生会了解你完整的病史，重点会放在你的过敏症状上。这些问题会帮助医生了解你过敏原暴露的程度（量），例如"你养什么宠物？""什么季节你的过敏症状更重？""你使用什么药物帮助你改善症状？"……医生首先需要详细分析病人的症状、家族史和个人病史，其中包括发病年龄，季节性症状，接触过的动物、干草或尘土，或者在特定环境下（如家里和工作的地方）症状加剧等情况。还考虑其他环境和生活习惯因素，如污染、吸烟、运动、饮酒、药物和压力，这些因素都可能使症状加剧。如果可能的过敏原缩小到一定范围，就该做一些特定的检测。医生在获得病史后会进行身体检查。如果你有哮喘，医生会重点检查肺部；如果你流鼻涕，医生会重点检查鼻子；同样医生还会检查眼睛、耳、喉和皮肤等有过敏疾病症状的部位。下一步将做一些试验来检查你对什么过敏原敏感。这些检查包括皮肤试验、体外试验。过敏原特异性是过敏反应学的特征，对过敏原诊断必须持严肃认真的态度。完整的过敏原诊断必须包括三部分，即临床病史、皮肤试验和体外试验。只有在三者一致的情况下才能诊断。当前体外试验已日益普及，强调三者一致完全是有可能的，也是完全有必要的。退一步，即使当地没有做皮肤试验或体外试验的条件，起

码多做几次可以做的试验，并结合病史慎重地做出过敏原
诊断，而不要只凭一次皮肤试验或体外试验就确定是什么
过敏原。

临床病史诊断过敏原就是记过敏日记。回忆在过敏发
作前所接触的所有东西。在排查食物过敏原方面，过敏日
记非常有效。（见表6）

表6　过敏日记表

时间	症状	接触环境	接触物品	进食食物	饮品
症状发作					
发作前半小时					
发作前1小时					
发作前3小时					
发作前6小时					

皮肤试验的方法是将过敏原放入人体进行试验，看人
体对过敏原是否有反应。方法有皮肤点刺试验、划痕试
验、皮内试验和斑贴试验。皮肤试验可确定对一种特别的
过敏原或多种过敏原的敏感性，是确定特异性、敏感性最
适宜的方法。皮肤过敏原应有所选择，尽可能根据病史所
提供的线索来选择。试验溶液用吸入、食入或注射过敏物
质所制备的提取液（如树、园林和野草的风媒花粉、屋尘
螨、动物皮屑和血清、昆虫毒液、食品和青霉素及它的衍
生物）。近来少数过敏原提取液已标准化，它们的效力易

变。

体外试验主要是测定身体内是否有和过敏相关的物质的一类试验方法。包括血清IgE抗体检测、血清IgG抗体检测、血清IgG_4抗体检测、嗜酸细胞检测、激发-中和试验、细胞毒性实验、舌下诱发实验、中和实验、食物免疫复合分析、外周血的暗视野视频分析、连续视频红外分析等方法。血清过敏原特异性抗体试验,应用于患全身性皮炎、极度皮肤划痕症或病人不能合作或不能停用抗组胺类药物,直接皮肤试验不可能进行的病人。该试验检测过敏原特异性血清IgE抗体、IgG/IgG_4抗体。将已知的过敏原制成一种不溶性多聚过敏原的结合物,与待测血清混合,血清内存在的过敏原特异性IgE抗体、IgG/IgG_4抗体将吸附在结合物上,再加入被标记的抗IgE、IgG/IgG_4抗体,测量结合物摄取的活性,即可确定血清中特异性IgE抗体的含量。不同标记物将试验方法分为酶联免疫吸附试验(ELISA)、免疫印迹法(WB)、化学发光法、金标法等临床常用方法。

如果你患有哮喘,医生还会做一个简单的呼吸试验来检验你的肺功能,这个试验叫肺活量测定或肺功能试验。试验简便无痛,可以向医生提供你肺的信息。

排除试验是检查食物过敏的一种方法。从饮食中排除所有可疑的食物,然后每次提取一个来找出哪些是致病的食物。

口服食物负荷试验被认为是诊断食物过敏的"金标准"。由于反应过于严重（威胁生命的过敏反应），因此试验比较耗费人力且需要密切的医疗监控。食物负荷试验是以胶囊或者静脉注射的方式，给予少量未标记的可能的食物过敏原，观察过敏反应。阴性反应需要更多的食物才能确认。

通过病史、回顾症状、症状与环境、季节和情况变化的关系、临床过程和类似问题的家族史，能得到充分的信息判断过敏性疾病。判断疾病是否为过敏性，病史比试验更有价值，因而除非临床上有过敏症的信服证据，否则让病人做广泛的皮试是不妥当的。发病年龄是一个重要线索，儿童哮喘比30岁以后开始的哮喘更可能是过敏性的。季节性的症状，与过敏性花粉季节相符，或者接触动物、干草或尘埃后出现症状，或在特定环境（如家庭）发生症状都提示是过敏性疾病。有关因素如吸烟、其他污染物、冷空气、运动、饮酒、某些药物和生活中的压力，在发病中的作用应予以评估。

非特异性试验嗜酸性粒细胞检测：血和分泌物中的嗜酸性粒细胞与过敏性疾病，特别是哮喘和特应性皮炎有关。

总IgE抗体检测：在过敏性疾病加重时总IgE抗体浓度将升高，缓解时下降，虽然在过敏性哮喘和过敏性鼻炎时总IgE抗体常升高，但对这些疾病并无诊断意义，偶尔十分高浓度的总IgE抗体可能有助于诊断肺霉曲菌病或高IgE抗体综合征。

白细胞组胺释放实验：通过测定白细胞在过敏原诱导下释放组胺的量来检测致敏嗜碱性粒细胞上的过敏原特异性IgE抗体。这是一种有价值的研究手段，可了解过敏应答的机制。它可提供非诊断性的信息，偶尔也用于临床。

激发实验可应用在判断一种特别的过敏原是否与症状有关问题上，将过敏原作用于眼睛、鼻或肺激发过敏发作的方法。眼激发试验、鼻激发试验偶尔采用，主要作为研究手段。支气管激发试验主要也作为研究手段，当一种阳性皮试的意义不甚明了或者无合适的皮试试剂可证明症状与病人所接触的物质（如职业相关哮喘）的相关性时，才应用支气管激发试验。当怀疑发生的规律性症状与食物有关，而皮试的临床意义又不清楚时可做口服激发试验。应用可靠的过敏原试剂做皮试，若是阴性，也不能排除临床症状由食物所致的可能性。激发试验是唯一可检测食物添加剂过敏的方法。

皮肤试验有哪些？

皮肤点刺或划痕试验：常在变态反应学家或皮肤病专家的实验室里由专业人员完成。此试验常用来检测吸入性过敏原，如花粉、尘螨和霉菌。由于可能引起严重反应，点刺试验通常不用来检查食物过敏原。进行试验之前几天内不可以有明显的湿疹，或服用抗组胺类药或某种抗抑郁药。如果过敏原的剂量太高，正常人也可能出现假阳性。现在许多常用的是标准化的提取液。首先常用挑刺试验（见图4），测试时在皮肤上滴加一滴稀释的过敏原提取

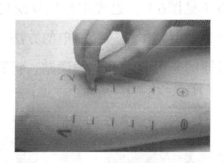

图4　皮肤点刺图

液，然后在该处挑刺或刺穿皮肤。皮内试验时，将稀释的无菌提取液注入皮内产生1或2mm皮疱。每次皮肤试验应包括单独稀释液的阴性对照和组胺的阳性对照。若在15分钟

内产生风团和红斑，且风团直径比对照至少大5mm以上则为阳性。皮肤挑刺试验通常对大多数过敏原已足够敏感。当怀疑有吸入性过敏原而挑刺试验阴性或模棱两可时才应用更敏感的皮内试验。对于食物过敏可单独用挑刺试验作诊断。皮内试验可能产生阳性反应，但经双盲口服激发症状的激发试验证实并无临床意义。皮内过敏原试验，是在皮下注射，使之形成一个皮丘，由于假阳性率太高不常使用。

划痕试验，使用钝尖的物体在皮肤上划痕（见图5），敏感的人在1~3分钟内皮肤会在划痕处出现肿胀、变红，严重者可能形成水疱。

斑贴试验（见图6），迟发型超敏反应皮肤的斑贴试验是检测IV型迟发型超敏反应最简单的方法。含有一定浓度的可疑过敏原的非吸收性黏合的斑贴，将其贴于皮肤并

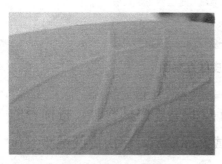 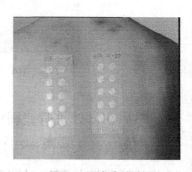

图5　皮肤划痕图　　　　图6　斑贴试验图

放置48小时。如果灼烧或瘙痒的症状加剧，就移除斑贴。阳性结果包括皮肤发红伴硬化和肿胀，有时形成一个囊泡（水痘样）。有些反应是在斑贴移除后才出现的，所以本试验需要在72小时和96小时的时候再次观察。

过敏性疾病常见实验室检查有哪些？

过敏原IgE抗体检查是目前最常见的实验室体外检查项目。IgE抗体检查分为总IgE（TIgE）抗体和特异性IgE（SIgE）抗体两种。血清特异性IgE抗体的检测是过敏性疾病体外诊断的核心。在血清中的5种免疫球蛋白中IgE抗体的含量最低，其浓度仅为IgG抗体含量的1/40000，对于特异性IgE抗体的检测必须采取非常敏感的方法。特异性IgE抗体的检测方法虽然很多，无论哪种方法，基本原理都可归纳为：（1）载体吸附，由于待测血清样品中的特异性IgE抗体含量少，结合的过敏原量也就很少，故必须将过敏原吸附在一个固相载体上，如CAP，即将过敏原吸附在CAP头中的纤维素颗粒上；（2）所有的方法都是抗原抗体反应，即过敏原（抗原）与特异性IgE抗体的反应；（3）显示方法可以是放射性标记法、酶标记法、荧光标记法、化学发光法、免疫斑点法、条带免疫印迹法、胶体金法、免疫比浊法等方法。当前我国有多种体外诊断的方法，Immuno-CAP是国内最早引进的，也是国内外公认的比较成熟的方法。

过敏原体外诊断的评价要点：原理是否可靠、灵敏度、特异性、重复性、是否被国际过敏反应学界认同、性价比。随着分子生物学的进步，许多过敏原已被分离纯化，重组过敏原已屡见不鲜，近年来已经可以使用过敏原芯片从分子水平进行特异性诊断。

特异性IgE抗体根据不同的过敏原产生，每种过敏原都有一个对应的特异性IgE抗体。在检测中分为吸入组和食物组。主要就是根据过敏原进入人体的方式来决定的。吸入就是通过鼻子、嘴、眼睛等地方接触到这些过敏原和吸到肺内引起过敏的；食物就是吃的东西，通过吃到肚子里引起过敏。吸入过敏原和食物过敏原的区分是检验上的，对于患者来讲这种区分意义不大，同一个人可能对这些过敏原的两种过敏方式同时存在。

特异性IgE抗体试验需要采取血样，对每一种可疑的过敏原进行检测。过敏原的检测可以是每次检测一种，也可以选用合适的组合，如食物组合，其中包括了最常见的成人或儿童食物过敏原。吸入组合，其中包括了居住地最常见的吸入性过敏原，地域性的野草花粉与树木花粉组合，室内的尘螨、霉菌、宠物皮屑等。医生会帮助患者选择最合适的过敏原检测项目进行检查。通常来说一个患者只对几种过敏原真正过敏（一般小于等于4种）。

　　在看检查结果的时候，不要刻意区分是哪类形式上的过敏，要看是什么东西过敏和有多少种东西过敏。过敏的东西越多说明你现在的体质越虚弱，处在整个身体的敏感期，在这时不仅要对检测阳性的过敏原小心，对其他含有蛋白质的东西都要小心（人主要的过敏原是蛋白质），毕竟检测不能完全覆盖所有能让你过敏的东西。如果是一项结果特别高，就要马上远离这种东西。检测结果+的多少，有时候和你表现出来的过敏症状的轻重不成比例，就是结果是1个+，可能你过敏的症状很重；结果是4个+，可能你的过敏症状还不太严重。这种现象一定要小心！有可能耽误治疗。如果特异性IgE抗体试验结果是阴性的，说明你对此种东西不过敏；如果结果是阳性，就必须结合你的病史进行分析。你的体现IgE抗体水平可以很低，但是对明确接触的过敏原却反应严重。也可以表现为有较高的特异性IgE抗体水平，但是从来未发生过敏反应。患者即使不再对某种食物过敏，特异性IgE抗体试验结果阳性可能会持续多年。常见IgE抗体检测项目：总IgE、户尘螨、狗毛、矮豚草、鸡蛋白、牛奶、牛肉、羊肉、虾、蟹、腰果、杧果、蟑螂、猫毛、点青霉、烟曲霉、交链孢霉、分枝孢霉、栎树、榆树、梧桐、柳树、杨树等。

食物IgG/IgG₄抗体检测。慢性过敏患者往往可同时对4~5种甚至更多食物产生特异性的反应，其病程比较缓慢，可能需要几天或更长的时间表现临床症状，由于症状缺乏特异性，因此患者自我诊断比较困难。通过特异性IgG/IgG₄抗体检测，可以判断患者阳性食物的种类，从而为临床诊断提供新的思路，也可以为患者进行饮食调整提供有价值的依据。目前常见的食物IgG/IgG₄抗体的检测方法是酶标记法、免疫印迹法。目前最多可提供90种以上的食物过敏原的检测，也可提供特色组合以满足临床诊断个性化的需求。常见IgG/IgG₄抗体检测项目：蛋类、牛奶、肉类、花生、豆类、麦、米、鱼类、坚果类、甲壳类等。

还有一些实验室检查也被临床使用，被动转移试验（P-K）、嗜碱性粒细胞脱颗粒试验等。过敏原诱发组胺释放试验期望能解决IgE不能解决的问题。

其他没有被广泛认同的试验包括激发-中和试验、细胞毒性试验、应用运动机能学、舌下诱发试验、中和试验、食物免疫复合分析、外周血的暗视野视频分析、连续视频红外分析。

如何读懂化验单?

在这里我们主要了解血液检查IgE、IgG/IgG$_4$抗体这几个项目的化验单的如何认识和解读。这几个抗体项目是目前临床上常规的过敏检查项目,一般医院都开展(见表7)。

表7　检验报告单

×××××××××医院							
过敏原特异性抗体IgE检测报告单							
姓名:		病员号:		样本种类:血清		样本编号:	
性别:		科别:皮肤科		申请日期:		临床诊断:	
年龄:		床号:		送检医生:		备注:	
过敏原	IU/mL	级别	定性结果	过敏原	IU/mL	级别	定性结果
质控1	实验有效			质控2	实验有效		
屋尘螨/粉尘螨	>100	6	↑	鸡蛋白	0.25	0	
屋尘	0.06	0		牛奶	0.00	0	
蟑螂	0.20	0		牛肉	0.00	0	
猫毛皮屑	0.18	0		羊肉	0.10	0	
狗毛皮屑	0.00	0		虾	0.10	0	
矮豚草	0.07	0		蟹	0.29	0	
艾蒿	0.16	0		鳕鱼	0.00	0	
苋	0.82	2	↑	鲑鱼	0.08	0	

续表

荸草	0.06	0		贝	32.59	4	↑
混合草	0.25	0		龙虾/扇贝	7.16	3	↑
桑树	0.45	1	↑	腰果	0.00	0	
霉菌组合	0.24	0		花生	0.00	0	
树花粉组合	0.16	0		黄豆	0.16	0	
菠萝	0.13	0		杧果	0.07	0	

霉菌组合：点青霉/交链孢霉/烟曲霉/分枝孢霉
树花粉组合：栎树/榆树/梧桐/柳树/杨树
混合草：肯塔基蓝草/草地羊茅/果园草/小糠草/黑麦草/梯牧草/黄花茅

分级依据：
0：阴性［<0.35IU/mL］；　　　　1：弱阳性［0.35~0.70IU/mL］；
2：阳性［0.71~3.50IU/mL］；　　3：较强阳性［3.51~17.50IU/mL］；
4：强阳性［17.51~50.00IU/mL］；　5：特强阳性［50.01~100.00IU/mL］；
6：极强阳性［>100.00IU/mL］

检验日期：	报告日期：	检验者：	审核者：

注：此检验结果仅对本次标本负责。

IgE抗体是参与过敏反应的主要免疫球蛋白，现在临床主要检测存在于血液里面的。在不过敏的人的血液里这种球蛋白含量很低，基本检测不到。如果这种球蛋白在血液中高了，人就容易过敏。如果总IgE抗体升高，就提示是过敏体质，过敏现象的发生是早晚的事情。如果特异性IgE抗体升高，就提示你对检测的物质过敏，什么特异性IgE抗体升高，就是对什么过敏。

IgE抗体检测结果的高低是通过分级来判断的。由于到目前还没有IgE抗体的标准血清，每个不同试剂生产商都使用自己的标准单位，常用的标准单位有KUA/L、IU/L、U/L、IU/mL等。阳性的界值一般是0.35或3.5，高于这个提示过敏，越高过敏的可能性越大，一般分5个级别或7个级别（见表8）。

表8　IgE抗体检测结果分级表

级别	数值（KUA/L）	表示	提示
0级	<0.35	阴性/–	无过敏
1级	0.35~0.7	阳性/+	可疑轻度过敏
2级	0.7~3.5	阳性/++	轻度过敏
3级	3.5~17.5	阳性/+++	中度过敏
4级	17.5~50	阳性/++++	中重度过敏
5级	50~100	阳性/+++++	重度过敏
6级	>100	阳性/++++++	特别严重过敏

这些不同的级别给医生和患者哪些提示？

－，提示血液中的IgE 抗体没有达到导致过敏的程度。你放心吧，现在你对这种东西不过敏。关注一下是否还有别的问题吧。

＋，提示血液中的IgE 抗体已经开始达到导致过敏的程度了。你有这种东西过敏的可能，还不完全确定，最好两周以后再查查，看看如何变化。但无论如何，请你离这东西远一点，小心为妙。

++，提示你对这种东西过敏。请你离它远一点吧，尽量避免与它接触。

+++，提示你一定对这种东西过敏。避免和它接触是你最好的选择！抓紧去和医生沟通，好好听他的话治疗吧。

++++，提示你对这种东西过敏，同时你还是非常敏感的时期，一点点这种东西就能让你过敏发作！你现在还可能对其他以前不过敏的东西过敏。要绝对避免和它们接触，采取规范的治疗措施。

+++++及以上，提示这个结果非常吓人！你完全是一个高敏的人，任何一种含有蛋白的东西都能让你过敏发作，不仅是这个东西。最好待在医生的旁边，防止急性过敏症发作。

在判断IgE抗体化验结果的时候，对于过敏的诊断，只有特异性IgE抗体阳性才有诊断价值。其他的一些疾病，比如寄生虫感染、急慢性肝炎、支气管肺曲霉病等会使总IgE抗体升高，所以总IgE抗体出现阳性反应，排除其他影响疾病外提示过敏体质倾向。

血清IgE抗体检测结果的常见问题：

1. 确定的临床诊断不应当仅根据一次血清特异性IgE抗体检测结果做出。医生应当在评估所有的临床证据和实验室检查之后做出诊断。

2. 不同人的耐受不一样，可能在很低抗体浓度的水平表现出很强的过敏症状。美国FDA对过敏原特异性IgE抗体检测的提示"对不同过敏原的相同检测结果可能不与临床上的等同表现相一致，这是由于患者对各过敏原的敏感程度及IgE抗体的结合能力存在差异"。

3. 由于标准的不同，血清特异性IgE抗体检测结果不能被用作免疫治疗初始剂量选择的确定指导。如果要进行脱敏治疗，应当在进行脱敏治疗前用计划使用的脱敏治疗剂的低浓度稀释液进行皮试，来确定患者体内对该过敏原脱敏剂的耐受性及起始剂量。

4. 当同一个人检测的总IgE抗体浓度大于5个+时，判断非常低的阳性结果的特异性IgE抗体水平应当格外小心。因为HIV感染、药物引发的裂隙性肾炎、湿疹性皮炎、复发型化脓炎症、超IgE症等均可使血清中总IgE抗体浓度很高。另外，过敏性支气管肺曲霉菌症患者的总IgE抗体也很高，但曲霉菌的特异性IgE抗体浓度应该在1个+以上。

5. 食物过敏要注意，尽管有明显的临床病史，血清特异性IgE抗体检测仍可能不被检出。检测特异性IgE抗体的试剂所用的抗原是从天然的食物中提取的。食物的加工、制作及在体内的消化过程中，有可能产生新的过敏原。人们对食物过敏的表现，可能是由这些在工业加工、烧制或人体消化过程中出现或改变的新过敏原所引起的，这些新过敏原诱导的特异性IgE抗体是不能被现有的试剂盒检测出来的。所以对于食物过敏的诊断一定要结合临床证据和多种实验方法来进行，认真评估实验结果和临床症状的关系。食物过敏特异性IgE抗体检测的假阳性结果可能导致不恰当的饮食限制，如果在儿童期会影响生长发育。假阴性的检测结果可能使对某些食物敏感的人继续进食，产生更加严重的过敏反应。

6. 过敏原之间有交叉反应。一个阳性结果可能是由于与别的类似过敏原的交叉反应而产生的，而不是所检测的那个指定过敏原产生的。应当警惕与同一过敏原家族的临床交叉反应产生的可能性。比如桦树的一种过敏原蛋白与芹菜、胡萝卜、榛子等中的过敏原蛋白有交叉反应。就是说患者是对桦树的花粉过敏，可是他的化验单显示的是芹菜过敏，当限制芹菜的进食后并不能改变患者的过敏状态。像这样的交叉反应还有乳胶与香蕉、鳄梨、猕猴桃及栗子；蛋白、蛋黄与羽绒；艾蒿与芹菜、胡萝卜、调料；花生与腰果、开心果等。他们的特异性IgE抗体有交叉反应。

7. 特异性IgE抗体在机体与过敏原第一次接触后1周左右形成，再次接触过敏原时导致过敏发作，特异性IgE抗体会逐渐地上升，在2~3周达到高峰，以后逐渐下降。如果过敏反应发生后很快采集了血液样本，有可能由于测定特异性IgE抗体的产生时间间隔，导致测定的假阴性结果。这样的患者就需要在过敏发生的两周左右再做一次复查，以确定过敏发生的诱发原因。

8. 检测中使用的过敏原抗原蛋白与其相应的特异性IgE抗体结合的亲合性，会影响检测结果的准确性。过敏原抗原蛋白的来源可能有不同的地域（国内与国外）、天然提取物抗原、重组抗原。同一来源过敏原蛋白采用不同的制备方法，或同一制备方法的不同批次。在过敏原抗原蛋白提取液中的蛋白酶或化学试剂使过敏原蛋白成分降解或结构改变等，都会导致不同试剂厂商的检测结果的不一致性。

9. 检测血液中特异性IgE抗体与特异性IgG抗体间的竞争，会造成假阴性或低级别阳性。特异性IgE抗体检测项目来源、特性、接触方式等（见表9）。

血清IgG抗体是保护人体不受伤害的好卫士，是血液里免疫球蛋白含量最大的一种，它保护着身体不受外来物质的侵害。近些年研究发现IgG抗体和过敏有关。在食物不良反应的人群中，可以表现出较高水平的IgG抗体。食物不良反应是指临床胃肠道发生的不适，如乳糖不耐受、肠易激综合征、炎症性肠炎等。有文献报道，IgG抗体的亚型

表9 IgE抗体检测项目来源及防护建议

项目	特性与接触方式	防护建议
屋尘螨/粉尘螨	与人伴生，生活在人们睡觉的床上，以人的皮屑和汗液为食物。尸体的碎片和排泄物是强烈的过敏原。主要是通过呼吸道感染人体，引发过敏的。是最主要的室内致敏原	尘螨是室内过敏原最容易控制的。主要采用综合方法进行处理，敏清1号是目前最好的尘螨过敏原防护的方法，可以控制尘螨过敏原浓度在安全阈值下
树花粉	是春天最常见的室外过敏原，我国南北方有些差异。北方主要以榆树、杨树、柳树最常见；南方以桑树、梧桐等常见。花粉刺激眼睛、鼻子和呼吸道诱发过敏。是室外过敏原之首	花粉非常不容易控制。目前只有两个办法：一是在花粉季节到来之前离开有花粉的地区，做一只候鸟，与花粉季节错开，避开花粉；二是在室外使用口罩和护目镜
猫毛/狗毛	真正致敏的是毛发上的皮屑和分泌物。这种过敏原会在室内停留很长时间，最长可以存在半年。过敏原会粘在衣物上被人带到其他公共场所，传播范围很广。通过刺激眼睛、鼻子和呼吸道诱发过敏。是公共场所重要的室内过敏原	家里尽量不要饲养宠物。敏感的人在公共场所要佩戴口罩
霉菌	霉菌的孢子是强烈的过敏原。它们会形成气溶胶，飘浮在空气中，最远的可以传播几公里以外，还可以粘到衣物上被带到公共场所。通过刺激眼睛、鼻子和呼吸道诱发过敏。是公共场所重要的室内过敏原	防潮。在家庭中使用敏清霉菌治理剂清除霉菌。敏感的人在公共场所要佩戴口罩

续表

项目	特性与接触方式	防护建议
杂草花粉	是夏秋季主要的室外过敏原。各种杂草都有成为过敏原的可能。花粉刺激眼睛、鼻子和呼吸道诱发过敏	花粉非常不容易控制。目前只有两个办法：一是在花粉来临之前离开有花粉的地区，在花粉到来的季节做一只候鸟，避开花粉；二是在户外使用口罩和护目镜
艾蒿/豚草/葎草	北方地区夏秋季引发过敏的主要的过敏原。葎草为北方地区独有，是我国北方主要的夏秋季过敏原。花粉刺激眼睛、鼻子和呼吸道诱发过敏。是夏秋季重要的室外过敏原	花粉非常不容易控制。目前只有两个办法：一是在花粉来临之前离开有花粉的地区，在花粉到来的季节做一只候鸟，避开花粉；二是在户外使用口罩和护目镜
牛奶	重要的食物过敏原。小儿非母乳喂养常发的过敏原。以进食方式产生过敏	避免进食。小儿可以使用完全水解奶粉。要注意含有牛奶的其他食品，避免误食
鸡蛋	重要的食物过敏原。鸡蛋是全蛋白，有的蛋清致敏，有的蛋黄致敏。以进食方式产生过敏	避免进食。要注意含有鸡蛋的其他食品，避免误食
水产品	鱼、虾、蟹、贝类是主要引起过敏的水产品。内陆地区对水产品过敏的人比较多。以进食方式产生过敏	避免进食
其他食物	引起过敏的食物很多。常见的有花生、黄豆、菠萝、杧果、肉类、腰果等。以进食方式产生过敏	避免进食。有些食品接触皮肤也会诱发过敏，如杧果

IgG$_4$抗体与慢性过敏有关，当你有一些慢性的症状，如偏头痛、顽固性溃疡、慢性腹泻等，常年久治不愈，这时候医生就会推荐你检查这个项目，来判定这些症状是不是由这些食物蛋白引起的。当检测IgG抗体或IgG$_4$抗体结果升高时，无论如何都说明你的身体对这种食物蛋白的存在不太接受，或慢性过敏，都要小心应对。对儿童尤其是婴幼儿检测IgG抗体用以食物限制，还值得商榷。目前应用最广泛的是这些有慢性症状的成人。血清IgG抗体升高会提示是这些食物诱发的慢性过敏。如果对相应的食物进行避免进食，慢性症状就会改善。当然也并不是说就永远不吃这些食物，在一定的时候，慢慢地采取轮替的方法，就是"吃点，停停再吃点"的办法，尝试着看能否恢复吃。如果采用轮替的办法恢复进食了，就没有问题了。因为有的人是对米和面有问题，这就必须要采用这个办法（见表10）。

表10　IgG抗体检测结果分级表

级别	数值（IU/mL）	表示	提示
0级	<0.35	阴性/–	无过敏
1级	0.35~0.7	阳性/+	可疑轻度过敏
2级	0.71~3.5	阳性/++	轻度过敏
3级	3.51~17.5	阳性/+++	中度过敏
4级	17.51~50	阳性/++++	中重度过敏
5级	≥50.1	阳性/+++++	重度过敏

这些不同的级别给医生和患者哪些提示?

－，提示你的这些症状与这些食物无关。

＋，提示有点小麻烦，你平时吃这些东西的时候小心点，你的身体有可能不太接受这些食物。

＋＋，提示这些食物对你的身体有影响，最好先别吃它们，过一段时间再少量地尝试吃。

＋＋＋，提示这些食物不适合你的身体，坚决地不吃了。以后能不能吃和你的医生聊聊呗。

＋＋＋＋，提示这些美味可能与你告别了，不是你的菜呀！不能吃了。

＋＋＋＋＋，提示有点危险！除了坚决不能吃以外，马上去找医生，你现在最需要的是医生！

IgG_4抗体是IgG抗体的亚型，独立地存在于血液里，目前有方法可以检测它。最近几年科学家新发现它和IgE抗体一样与过敏有关，只是IgE抗体阳性的过敏称为速发型过敏，IgG_4抗体阳性的过敏称为免疫型过敏反应。这两个都是反映人体过敏的指标。这样的病人检测血清IgG_4抗体，就能客观快速确定是什么食物引起的过敏，通过饮食回避法可以为病人提供一个有用的辅助治疗方法（见表11）。

表11　IgG$_4$抗体检测结果分级表

级别	数值（IU/mL）	表示	提示
0级	<250	阴性/–	无过敏
1级	251~500	阳性/+	轻度过敏
2级	501~1000	阳性/++	中度过敏
3级	1001~2500	阳性/+++	中重度过敏
4级	>2501	阳性/++++	重度过敏

这些不同的级别给医生和患者哪些提示?

–，提示阴性，食物过敏还离你很远。

+，提示弱阳性，有点小麻烦，你平时吃这些东西的时候小心点，你有可能对这些食物过敏。

++，提示阳性，不好了，你对这些食物过敏，最好先别吃它们，向医生寻求帮助。

+++，提示较强阳性，你对这些食物过敏，坚决地不吃了。以后能不能吃要问你的医生。

++++，提示强阳性，过敏呀! 这些美味可能威胁你的身体，快找医生吧!

食物特异性IgE抗体和IgG$_4$抗体都是检测食物过敏的两个血清学指标，用来确诊食物过敏原。至于如何区分它们和要做什么检查，医生会根据你的病情来作判断。你只需知道它们都是查过敏的就好了。食物IgG$_4$抗体阳性说明你对这种食物过敏。但其程度的高低有时和你过敏症状的严重程度不一样，不能用检查结果的高低来判断你过敏症状是否严重！有可能你的检测结果只有1个+，你的症状已经非常严重了，这在现实中是大量存在的。（见表12）

表12　IgG/IgG₄阳性结果自我防护建议

IgG/IgG₄	项目	诱发过敏程度	过敏原防护建议
IgG	牛奶、牛肉、鳕鱼、虾、小麦、大豆、鸡蛋、鸡肉、猪肉、大麦、蟹、蘑菇、玉米、西红柿、花生、土豆、榛子、腰果、桃、菠萝	级别越高，说明体内的抗体越多，身体的敏感性越高，这种食物越容易诱发过敏	如果阳性的项目超过3种，选择最高的两种禁食，至少6个月。其他每周少量进食1次，共2个月。若好转每3天进食一次，共3个月。直到痊愈。若不好转，全面禁食，至少6个月。逐步恢复。如果阳性少于两种，直接全部禁食6个月。逐步恢复。如果有结果高于2个+，无论多少都需要禁食6个月，逐步恢复
IgG₄		级别越高，说明体内的抗体越多，身体的敏感性越高，越容易诱发过敏	禁食至少6个月，进行规范的抗过敏治疗。抗过敏治疗结束，可逐渐恢复进食

小贴士：试验结果为阴性，但患者有相应不适症状时，还可以做什么？

1. 患者可能有遗传性的超敏问题，如对麸质敏感的乳糜泻，酶缺乏如乳糖酶缺乏导致的乳糖不耐受；也有可能是无法检测的不由IgE抗体介导的过敏反应样症状，或者是其他疾病引起的过敏反应样症状，所以有必要由医生来进行针对性的排查。

2. 过敏反应因人而异、各有不同，可能较轻或很严重，不同过敏原也有不同反应，可能会持续加重（或不会），波及全身，有时也可致命。

3. 某些经空气传播的过敏原与水果蛋白具有交叉反应，对花粉过敏被告知不能吃新鲜水果。这时的机体会对花粉致敏而对水果产生过敏反应，当然这种情况极为少见。

4. 阴性结果说明患者极可能未发生真正的过敏反应，IgE抗体介导的是针对特定过敏原的反应，但应当谨慎对待试验结果。即使结果阴性，患者仍有一定可能发生过敏。升高的结果通常预示着过敏症状发生，但是患者仍可能未表现出过敏反应的症状、体征。特异性IgE抗体数量并不一定反映着病症的严重程度，最后的诊断可能还需结合患者的病史和其他过敏反应试验结果。

（陈玚、王治骞）

第四章 过敏性疾病的治疗

过敏性疾病的治疗有哪些方法？

过敏性疾病患者在就医的时候，依照自身的个体状况，医生将会推荐以下一、二或三种治疗方法。

1. 避免接触过敏原，脱离与过敏原接触：清除或减少你周围使你产生过敏的物质。减少你吸入的致敏物质，既能使你感觉舒适，又能减少你使用药物的量。

2. 药物治疗：使用药物来缓解各种不同的过敏症状。虽然这不能解决许多特殊的过敏原引起的一些症状，但是在很多时候这种治疗是必需的，尤其是对哮喘和严重的鼻炎患者。

3. 免疫治疗（脱敏）：脱敏是通过注射引起你过敏的实际物质来提高你对它们的耐受度。医生开始使用非常低的过敏原剂量来脱敏，并非常缓慢地长时间地逐渐增加剂量，由此来提高你对过敏原的耐受度。

一旦发生了过敏，主要的治疗方法就是使用相关的药物控制过敏症状；采用积极的方法来回避过敏原的接触；如果可能或实用也可以采用免疫治疗（脱敏）。

目前我们国内医院主要采用的是药物治疗，常用的药物种类有抗炎类药物、扩张支气管药物、抗组胺类药物、缩血管类药物、免疫调节类药物、皮肤用药等。每一类都有很多品种，也有两种药组合在一起的复方合剂。

虽然早在1911年人类就开始了免疫治疗，一直到1997年才被世界卫生组织正式承认为病因治疗过敏的方法。在我国免疫治疗开展了很多年，效果褒贬不一，其主要的原因是免疫治疗有局限性，不是所有的过敏原都能作为特异性免疫治疗。现已证实草或树花粉、尘螨最有效。由于树花粉诱发的症状较轻，持续时间也较短，因而意义并不大。霉菌也有效，但易发生不良反应。动物皮屑易引起局部或全身反应，一般很少采用。屋尘、烟草、细菌、食物、药物或其他化学物质均不宜采用。对于适合免疫治疗的病人选择非常重要，不适合的病人接受免疫治疗是劳民伤财，还没有效果！

过敏原的防护是最有效的治疗过敏的手段。（见图7）在明确诊断的基础上要对患者进行科普宣传，告知如何避免这些过敏原。目前在我国开展得非常不好。病人喜欢去医院，而医生又喜欢用药品，这就忽视了过敏疾病的疾病

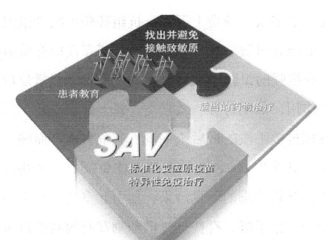

WHO组织针对过敏的四项基本原则

图7　WHO治疗原则图

特点。过敏疾病的产生一定是病人接触（主动或被动）过敏原而发病的，只要你回避了引起你过敏的过敏原，你就不会发生过敏。在众多的过敏原中最好控制的是食物过敏原，当你发现引起你过敏的食物后，拒绝吃它，你就不会过敏了。其次是室内过敏原，如尘螨、动物皮屑等，可以人为地控制它们的浓度，使它们不侵害你。比较难控制的是花粉、霉菌等飘散在空气中的过敏原，你是被动地接触它们，对付这样的过敏原，最好的方法就是保护你自己了，使用防护用品如口罩或离开有过敏原的地区才是最好的选择！

药物治疗费用一次看病支出几百元，依据病情变化，每年要看好多次，花费上万元。抗组胺药可减少组织胺的释放从而减轻过敏症状，如扑尔敏；变态反应介质阻断剂是兼具有很强的组胺H1受体拮抗作用和抑制过敏反应介质释放的作用，如酮替芬；激素类，肾上腺素皮质类固醇作为所有抗过敏手段的最后杀手锏，其危害不言而喻；调节免疫类，如维生素C，此类调节人体免疫力。某些抗过敏药可能会导致严重的不良后果，如引起室性心律不齐、心脏骤停等。据了解，有些抗过敏药物在有效对抗过敏的同时，容易产生困倦、嗜睡的副作用；有的药物还会使服用者头晕、乏力、视力模糊等。

脱敏治疗一个周期的治疗费用上万元。平均每月至少2针，至少需2年时间，治愈率30%~90%，过敏原不同，治愈率不同。脱敏是一种治疗Ⅰ型超敏反应的策略，即少量、多次给已致敏个体注射致敏原，使肥大细胞逐渐脱颗粒，从而减轻或抑制过敏反应。打个比方，你不能吃辣的，但是由于某些原因，你必须吃辣的，要提升吃辣的能力，怎么办？好办呀，每天每顿饭都吃点辣，逐步递增，直到吃辣已经是家常便饭了，不再有什么不适感了，好了，你出师了。脱敏就是这样，先来一点，再来一点点，直到你适应了，不再对这个过敏了，你就好了。常见的副作用为注射处的局部皮肤可有红肿、痒感，但多在几小时内消退。

其他的反应尚有激发哮喘、荨麻疹等。但由于对过敏患者条件要求很高，致使治愈率由30%~90%很不稳定。

过敏原防护费用一次不足千元，花费视个人卫生和环境条件而有增减。过敏防护一改以往普通的治疗方式，不再针对过敏的人体下手。抓住过敏性疾病是人体对于过敏原的应激反应的特质，着手于过敏原的治理。从根本上排除了药物和脱敏对于人体本身的伤害。避免过敏原是美国心肺血液组织（NHLBI）和美国过敏、哮喘和免疫学会（AAAAI）推荐的治疗哮喘的第一步。通过避免过敏原来治疗哮喘要追溯到20世纪，当时欧洲人推荐去瑞士和法国阿尔卑斯山休养以康复哮喘。这些休养地，像瑞士的达沃斯，至今仍然是。哮喘病人在高纬度地区生活几个月会减少肺部感染，恢复肺功能。这就是为什么医生相信过敏原避免对治疗哮喘有效的原因。我们也知道哮喘病人在没有过敏原的医院房间里度过几个月会得到改善。临床研究表明，如果哮喘病人家中过敏原水平降低，其肺脏会改善。成功的过敏原避免有两个因素作为基础。首先，有效地降低室内过敏原水平的程序；其次，这种有效的程序要坚持几个月。间断的和不彻底的避免是无效的。

为什么要进行医患教育？

过敏性疾病是一种反复发作的慢性疾病，需要长期的规范化的防治，在这个过程中需要患者及其家属的大力支持和密切配合。多年的实践表明，对过敏性疾病患者的教育和有效管理是过敏防治工作中非常重要的组成部分，应引起政府相关部门、医疗工作者和患者的高度重视。通过健康教育可以显著地提高患者对于疾病的认识，更好地配合治疗和预防，提高患者防治依从性，达到减少发作、维持长期稳定、提高生活质量，并减少医疗费用开支的目的。

发达国家的科普教育及健康教育可以说是渗透到生活的每一个角落，然而大众仍然对过敏的认知率很低，在我国相关知识的普及率就更低了。由于过敏专科医生很少，大部分医院都无此类专科建制。因此加强健康教育，普及过敏科普知识，对于我国这样一个卫生资源不太丰富，而又面临社会、环境和生活不断变化，过敏性疾病发病率不断上升的国家，具有更为重要的意义。

过敏性疾病患者是接受教育的主体，各级医师既是对患者实施教育的主体，本身首先也需要接受过敏性疾病防治知识的教育，这是进行健康教育的基础。提高对于健康教育重要性的认识，强化参与健康教育的意识。通过健康教育为医患双方提供了一个学习交流的平台，解决医患双方在医学信息掌握上存在的严重不对称和患者防治依从性差的突出问题。

对患者而言，了解自己是否有过敏家族史，是否是过敏体质，平时是否对进入体内的某些食物和环境中的尘螨、气味等比较敏感，并以日记或录音的形式记载下来；熟悉过敏的预警信号，如打喷嚏、瘙痒、呼吸不畅等，及时就诊，对过敏性疾病的诊断和治疗具有积极的意义。

过敏性疾病具有长期性、反复发作和部分可逆等特点，需要患者对病情长期监测和评价。因此，对过敏性疾病患者的长期教育管理是影响其防治效果的重要因素之一，是其防治工作的重要组成部分。自20世纪末以后，随着相应疾病方案的制订和在国内的推广，一种新的过敏性疾病防治模式出现并逐渐完善和发展。这种新的防治模式是建立在医生与患者、患者与患者的紧密联系和沟通基础之上的，有着多种多样的具体组织形式，如过敏之家、过敏患者联谊会、过敏俱乐部、过敏协会等。他们具体的活动方式不同，但目的相同，都是为了教育患者，加强医生与患者之间的沟通，促进患者的规范治疗，加强患者的自我管理和检测，减少疾病的发作和死亡，提高患者的生活质量。过敏之家是国内最常见的过敏性疾病防治模式的具体组织形式之一，是集过敏性疾病教育与管理为一体的新模式。

建立过敏之家的意义

1. 在过敏之家进行的针对医务人员的过敏性疾病知识的教育，有利于广大医生掌握有关过敏性疾病防治的最新理论知识，提高了各级医护人员对我国过敏性疾病防治的认识理解，为给予患者更准确治疗奠定了基础。

2. 针对过敏性疾病患者的健康教育，有利于过敏性疾病患者增进对疾病的了解，提高对合理用药的依从性，使疾病发作次数、住院次数、医疗费用等均显著降低。

3. 通过过敏之家，有利于医生和过敏性疾病患者建立良好的伙伴关系，使过敏性疾病的长期管理计划得以顺利实施。过敏性疾病的治疗是一个长期的过程，需要医生与患者共同制订长期的治疗管理计划。要执行好这一长期管理计划，必须转变观念，从以医生为中心转为以患者为中心的治疗模式上来，与患者建立一种新型的伙伴关系，真正做到相互信任。这样才能提高患者的依从性，执行好长期治疗管理计划。过敏之家为医生和患者之间建立新型医患关系提供了适当的机会和场所，医患双方在一起共同探讨、制订适当的治疗管理计划，增加了患者对医生的信任，增强了患者战胜疾病的信心，使患者自愿地按照管理计划治疗，保证了计划的顺利进行。

4. 以过敏之家为组织形式的过敏性疾病患者自我管理教育医疗模式，可改变医生等患者上门的旧模式，医患双方共同合作，一定能够取得重大的经济效益和社会效益。

临床上常用的治疗药物有哪些?

糖皮质激素类，是临床常用的抗过敏反应药物，是治疗支气管哮喘最有效的抗炎药物。抗炎主要作用是阻止炎症细胞（嗜酸性粒细胞、嗜碱性粒细胞、淋巴细胞）进入炎性部位及阻止这些细胞激活；抑制一些能引起过敏反应介质（组织胺、白三烯、前列腺素类）的合成与释放；减轻毛细血管通透性的增加，从而减轻哮喘病人的气道肿胀，使气道通畅，也可以缓解过敏性鼻炎病人的鼻塞流涕症状。抗过敏反应的机理：抑制过敏反应的多个环节，使过敏介质释放减少，活性降低，抗体生成受抑制；诱导磷脂酶A2抑制蛋白，抑制磷脂酶A2，使花生四烯酸不能从膜磷脂中释出；发挥抗炎作用；增加β2受体数量，增强儿茶酚胺类的作用。皮质激素分为全身和局部两种，全身用药有静脉点滴和口服。

全身皮质激素用于比较严重但是具有自限性的过敏性疾病，如季节性哮喘发作，严重的、广泛的接触性皮炎和其他药物难治性疾病。局部用药如气道内吸入、鼻内喷雾、滴眼和外搽。糖皮质激素的不良反应与用药量、制剂性质、用药方法和持续用药时间等因素有关。只要合理应用不会产生不良反应。为减少不良反应，可采用以下原则使用：（1）首先考虑局部用药以避免和减少全身不良反应；（2）提高医务人员对于药品可能引起过敏反应的认识。用药前应认真询问过敏反应史，对高敏体质者，用药应慎重；（3）用药30分钟内应严密观察，注意连续用药过程中发生的过敏性休克；（4）慎与其他药物混合给药；（5）配备相应的抢救药品及器械；（6）在每次短程用药后有一个长达数周的用药间歇期；（7）若不能做到长期停药，需每天给药，可将一天的药量集中在早上一次应用；（8）在静脉用药后需用口服过渡逐渐减量；（9）严格掌握适应证，避免滥用；（10）一旦发生过敏反应，应立即停药，过敏性休克应就地抢救，首选肾上腺素，同时给予抗组胺药物，避免再次使用糖皮质激素。

吸入糖皮质激素主要有二丙酸倍氯米松（BDP）、布地奈德（BUD）、丙酸氟替卡松（FP）。FP的抗炎活性最强，是BDP的2倍。

目前国内使用的抗组胺药物约20种，基本可以满足临床需要。国内多数仿制药品质量符合要求，而且有价格优势。由于第二代抗组胺药物的过度使用和开发，在我国传统的抗组胺药物已经很少应用，特别在大城市，如苯海拉明片剂已很少使用，也很难买到。而在发达国家，苯海拉明仍是治疗过敏反应性疾病的第一线药物。我国是一个人口大国，经济还不够发达，传统抗组胺药物并没有过时。

H1拮抗剂（抗组胺药），抗组胺药的药物机理并非影响组胺的产生代谢，而是阻断其受体。主要用H1受体拮抗剂来治疗过敏性疾病。H2受体拮抗剂主要用于抑制胃酸，并可限制过敏反应，对某些过敏性疾病有效，特别是慢性荨麻疹。常用H1受体阻滞剂、烷基胺（溴基吡啶、扑尔敏等4种）、乙醇胺（盐酸苯海拉明等5种）、哌嗪（盐酸羟嗪）、吩噻嗪（盐酸异丙嗪等3种）、哌啶（盐酸赛庚啶等2种）、无镇静作用（氯雷他定等4种）。

口服H1拮抗剂可缓解多种过敏性疾病的症状，如季节性花粉症、过敏性鼻炎、结膜炎、荨麻疹和其他皮肤病，也可用于治疗轻型的配型不合的输血反应和X线造影剂引起的过敏反应。对过敏性支气管收缩和血管扩张的疗效欠佳。一般口服15~30分钟起效，1小时达到高峰，可持续3~6小时。口服H1拮抗剂可分为镇静和非镇静两类。镇静类抗组胺药为非处方药，均具有较强的镇静和抗胆碱能特性，不适用于老年人及青光眼患者、良性前列腺增生、谵妄、痴呆和直立性低血压。这些药物会引起口干、视力模糊、尿潴留、便秘和直立性低血压。除非同时需要镇静作用，如缓解夜间过敏症状、成人失眠症的短期治疗、年轻的晕动病患者，最好使用非镇静类抗组胺药（非抗胆碱能药）。也可利用抗胆碱能的特点来缓解上呼吸道感染的流涕症状。抗组胺类溶液可以滴鼻治疗鼻炎（氮卓斯汀），也可滴眼治疗结膜炎（伊美斯汀、左卡巴斯汀、奥罗他汀）。儿童如果同时服用多种H1拮抗剂可能出现抗胆碱能的毒性反应。

镇静类抗组胺药有阿扎他定、溴苯那敏、氯苯那敏、氯马斯汀、盐酸赛庚啶、盐酸苯海拉明、盐酸异丙嗪；所有镇静类抗组胺药都有很强的抗胆碱能的作用。一般不用于老年人。非镇静类抗组胺药有西替利嗪、地氯雷他定、氯雷他定、咪唑斯汀。

白三烯调节剂是阻断和抑制白三烯产生和竞争受体。一类是抑制白三烯的产生，代表药物是齐流通。另一类是白三烯受体阻滞剂，这类药物可以与白三烯竞争受体，抑制白三烯与受体结合，避免产生过敏症状。代表药物有扎鲁斯特（安可来）和孟鲁斯特（顺尔宁），目前国内临床应用最多的是顺尔宁，用于轻度型哮喘和季节性过敏性鼻炎的治疗。

支气管扩张剂，临床常用的支气管扩张剂有β肾上腺素能受体激动剂、胆碱能受体阻滞剂和茶碱类药物三种，其中以β受体激动剂，特别是选择性的β2受体激动剂扩张支气管的作用最全面、最强，平喘疗效优于其他两种支气管扩张剂。β受体激动剂是治疗哮喘的一类重要化合物，药物的作用主要是对肺的拟交感效应，由于α受体与腺苷酸环化酶偶联，α受体激动剂使 cAMP 合成增加，致使胞浆内膜减少，其松弛平滑肌及抑制过敏介质释放与 cAMP 增加有关。此类药物通过松弛平滑肌，迅速减轻急性支气管痉挛和增加纤毛的黏液清除率，对气管有保护作用。β受体激动剂根据平喘作用起效的快慢和作用维持时间的长短分4类。（1）短效-速效。这类药物起效快，维持时间较短。代表药物沙丁胺醇气雾剂和干粉剂、特布他林（博利康尼或喘康速）气雾剂和干粉剂（博利康尼都保）。适用于哮喘急性发作症状的控制。（2）短效-迟效。这类药物起效慢，维持时间也较短。代表药物沙丁胺醇片、特布他林（博利康尼）片。适用于日间哮喘的治疗。（3）长效-迟效。这类药物起效慢，维持时间长。代表药物沙美特罗（施立稳）、丙卡特罗、班布特罗（邦备），是特布他林的前体药，由它转化为特布他林。适用于夜间哮喘的防治。（4）长效-速效。这类药物起效快，维持时间长。代表药物福莫特罗（奥克斯都保）。适用于夜间哮喘的防治，也适用于哮喘急性发作症状的控制。

茶碱类，氨茶碱是一个广泛用于治疗哮喘的药物，其扩张支气管的作用可能是由于茶碱类能与腺苷竞争腺苷受体及α2受体，抑制腺苷引起的支气管收缩。茶碱具有中度的气管保护作用，也能缓解过敏原攻击引起的早、晚期肺部反应。由于安全范围小，限制了茶碱的应用。

抗胆碱药，乙酰胆碱能引起被动致敏的肥大细胞释放组胺，如预先用阿托品处理致敏的细胞，则能抑制该释放反应。异丙托溴铵可抑制因刺激气道受体后的迷走神经反射，也可抑制组胺及变态反应的慢反应物质引起肺组织产生白介素A2。西洛他唑是非阿托品类抗胆碱药，能抑制磷酸二酯酶，增高cAMP，产生抗过敏作用。

抑制过敏介质释放的药物，色甘酸钠（DSCG）是最早应用于临床的介质释放抑制剂，目前认为色甘酸钠可能影响肥大细胞胞浆内一种分子量为78KD的蛋白质的磷酸化，抑制肥大细胞对Ca^{2+}的摄取和利用，从而抑制肥大细胞脱颗粒，也称肥大细胞稳定剂。主要用于其他药物如组胺、局部用皮质激素无效或不耐受。另外还有眼科用的剂型，如洛度沙胺、奥洛他定和比米斯特。

影响离子通道的药物，①钙通道阻滞剂（CCBs）。肥大细胞内Ca^{2+}增加，可导致过敏介质释放，Ca^{2+}进入胞浆也可导致支气管平滑肌收缩，抑制Ca^{2+}内流则可抑制过敏性支气管痉挛。因此，CCBs有可能被用于治疗过敏反应性疾病。唯拉帕米、硝苯地平等能抑制肥大细胞或肺组织释放组胺或慢反应物质，均能抑制抗原或运动诱发的哮喘。但CCBs抗过敏反应所需剂量大于治疗心血管疾病的剂量，因此，限制了此类药物用于过敏反应疾病。②钾通道开放剂（PCOs）。是一类特异性增强细胞膜K^+通透性的化合物，钾通道开放，促进K^+外流，可以产生以下作用：细胞膜超极化，使电压依赖Ca^{2+}、Na^+、Cl^-通道不易开放，K^+持续外流，可对抗神经递质及激素的去极化作用。膜超极化，阻止胞内Ca^{2+}储存部位对Ca^{2+}的摄取、储存和释放：促进$Na^+ \rightarrow Ca^{2+}$交换排出Ca^{2+}，从而使细胞内Ca^{2+}降低。气道平滑肌上有K^+通道，K^+通道开放产生超极化，可有效松弛气道平滑肌。克罗卡林和匹那地尔能有效对抗多种生物活性物质如五羟色胺和组胺等引起的支气管痉挛。口服克罗卡林5~20mg能有效防止哮喘患者的支气管收缩，由于它的半衰期长，可用于治疗夜间哮喘发作（见图8）。

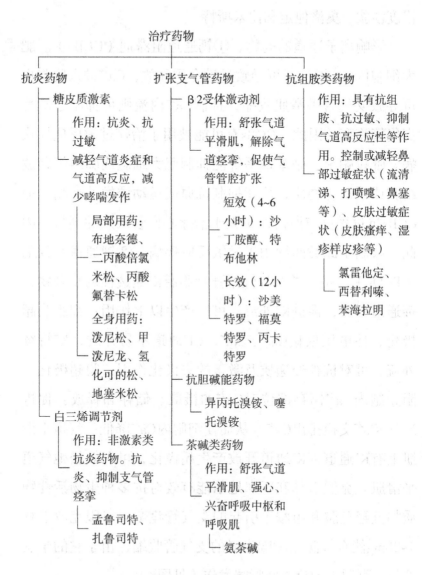

图8 治疗药物图

什么是脱敏治疗？

特异性免疫治疗（脱敏治疗），当无法回避过敏原或药物不能缓解症状时，可采取过敏原的特异性免疫治疗（减敏或脱敏），即通过逐次增量地皮下注射或大剂量舌下含服过敏原提取液来诱导耐受。其作用机制还不明确，可能通过诱导IgG抗体来和IgE抗体竞争过敏原，或阻断IgE抗体和肥大细胞膜上的IgE受体结合，此外，还诱导γ干扰素、IL-12、Th2细胞分泌的细胞因子或调节T细胞。

为了取得最佳效果，必须每月注射。首次剂量根据最初的过敏状态从0.1~1.0个生物活性单位（BAU）开始，每周或每2周递增，每次注射不超过2针，直至患者能耐受的最大浓度；增量期间，患者每次注射后都应观察30分钟左右，因为可能发生全身性过敏反应。一旦达到最大剂量，可隔4~6周1次，常年进行，即使是季节性过敏性疾病，常年治疗也比在季节前或患病季治疗好。

脱敏治疗的过敏原通常是那些难以回避的物质，如花粉、屋尘螨、霉菌和昆虫的毒液。昆虫毒液经过标准化，典型的起始剂量是0.01 μg，通常维持剂量为100~200 μg。动物皮屑的脱敏通常只限于难以回避的人员（如兽医和实验室工作人员），但证明其有效的证据还较少。对青霉素及其他抗生素或异种动物血清的也可行脱敏。

脱敏治疗不适用于食物过敏。

不良反应大多由过量引起，偶有因误注射入肌肉或静脉引起。不良反应从轻咳或喷嚏到全身荨麻疹、严重哮喘以及过敏性休克都可发生，很少数情况下会死亡。为预防这些不良反应，可采用以下措施：小幅度增加剂量；如果前次注射后局部反应明显（直径≥2.5cm），重复同样剂量或降低剂量；当使用新的提取液时需要减小剂量。建议在花粉季节减少花粉提取液的剂量。应当准备好肾上腺素、氧气和复苏设备以应对突发过敏反应。

脱敏治疗的关键在于选择合适的患者，如对尘螨或花粉过敏的患者，特别是儿童或青少年；应用标准化的过敏原疫苗；坚持完整的疗程；联合应用抗炎和对症药物；实施过敏原防护。

脱敏治疗失败的主要原因：所选择的脱敏治疗的过敏原不当；患者对另一种过敏原又产生过敏；过敏原防护不彻底，脱敏用在通常不能有效地避开的过敏原，患者仍接触产生过敏的尘螨、霉菌或动物过敏原；过敏原提取液的效价发生改变、不足或变性。

脱敏是本学科有特色的治疗手段，北京协和医院应用自制的医院制剂为患者进行脱敏治疗，50年内已治疗近百万人。近年来，国外尘螨过敏原已进入中国市场，价格较高限制了使用。最近我国已经批准了粉尘螨舌下脱敏液，为治疗提供了新的选择。任何一种脱敏治疗的临床试验必须采用盲法试验的原则和意向分析的统计方法，试用药物的周期也应足够长，以便得到可靠结果。毋庸置疑，脱敏治疗的评价是非常困难的，为了排除干扰，首先要制订统一的脱敏方案，但也要为个体化治疗预留一定的空间。避免与过敏原接触是过敏反应学的一项基本原则，再好的治疗，如果忽视预防也无济于事。事实上，避免过敏原就是最好的脱敏。脱敏治疗是目前治疗过敏反应疾病的根本措施。儿童免疫系统发育尚不完善，可塑性很强，过敏性疾病治疗越早越好，脱敏疗效可持续多年甚至终生。

什么是过敏性疾病的三级预防？

过敏性疾病是由于过敏原长期累积的接触作用后，过敏症反复发作才导致过敏性疾病的产生和最后的功能损害。在人的一生中，整个宏观的社会环境、遗传基因、母亲怀孕、婴幼儿时期的营养状况、家庭生活环境、个人生活习惯和成年的工作环境等对人一生的生理功能、免疫状态等健康状况都有长期的影响。过敏原的致病因素长期作用于人体，使身体的组织和细胞发生病理性改变，这种改变在过敏原的持续作用下，使致病效应积累并超过机体的再生或修复能力，最终从代偿发展为失代偿，造成重要器官的功能失调，产生不可逆的机体损伤。这就是过敏性疾病从反复的过敏症发作—过敏性鼻炎发生—过敏性支气管哮喘—成人哮喘（气道重建）—肺心病（等并发症）的疾病自然史。其中有几个明确的阶段：致敏期；症状发生前期，从过敏发生到出现最初的症状或体征；临床期，机体出现形态或功能上的明显异常，从而出现典型的临床表现；结局，疾病可以发展至缓解、痊愈、残疾或死亡。

基于疾病自然史的几个阶段的理论，危险因素作用于机体到疾病临床症状的出现，有一个时间过程。人的健康问题的出现，是一个从接触健康危险因素、机体内病理变化从小到大，最后导致临床疾病发生和发展的过程。根据疾病发生发展过程以及健康影响因素的特点，把预防策略按等级分类，称为三级预防策略。

过敏性疾病的疾病特点非常符合这个规律，作为危险因素的过敏原刺激机体，使机体产生病理变化，导致临床过敏性疾病的发生，反复的复发与迁延造成机体永久的伤害。利用三级预防的概念来预防过敏性疾病是健康管理理念在过敏性疾病防治中的很好应用。《世界过敏组织过敏与过敏性哮喘预防指南》就提出了过敏／哮喘的三级预防措施。

第一级预防又称病因预防，在第一级预防中，如果在疾病致病因子还没有进入环境之前就采取预防性措施，则称为根本性预防。过敏性疾病的一级预防措施主要是控制过敏性疾病的危险因素——过敏原，预防过敏的发生。一级预防目标是预防高危期儿童发生过敏。

第一级预防包括针对健康个体的措施和针对整个公众的社会措施。针对健康个体的措施：①个人的健康教育，尤其要注意儿童时期合理营养和体格锻炼，培养良好的行为与生活方式；②避免过敏原接触（暴露），儿童时期的食物过敏原避免，避免"过敏火炬"的发生。规避室内、外过敏原，包括螨、蟑螂、猫狗、霉菌、被动吸烟和室外花粉以及大气污染等，降低高危幼儿吸入性过敏原的暴露（尘螨、蟑螂、长毛宠物）等。提高人群免疫水平。屋尘螨的暴露及致敏与哮喘发生的相关性已非常明确，对有哮喘风险的儿童，环境潮湿、霉和霉菌气味均会增加患哮喘的风险，多层面措施的干预会降低5岁以下儿童患哮喘的风险；③禁止吸烟和减少环境污染，回避被动吸烟。孕妇产前烟草暴露显著增加年幼儿患哮喘风险，而产后母亲吸烟与年长儿的哮喘发生相关。防止室内空气污染，暴露在室外污染物中，如住在交通主干道附近也会增加患哮喘的风险；④做好妊娠和儿童期的卫生保健，提倡母乳喂养，新生儿完全母乳哺育4~6个月，不喂固体食品；⑤减少儿童抗生素的使用；⑥针对公众健康所采取的社会和环境措施，如制定和执行各种与过敏有关的法律及规章制度，有益于过敏的公共政策，利用各种媒体开展公共健康教育，防止致病因素过敏原危害公众的健康，提高公众健康意识和防止过敏的自控能力，如清洁安全饮用水的提供，针对大气、水源、土壤的环境保护措施，食品安全，公众体育场所的修建，公共场所禁止吸烟等。

如果我们能较好地做到一级预防，将会避免在幼儿期以后出现呼吸道过敏，这是过敏反应疾病防治策略中的重要一环。

第二级预防，在疾病的临床前期做好早期发现、早期诊断、早期治疗的"三早"预防工作，以控制疾病的发展和恶化。早期发现疾病可通过普查、筛检、定期健康检查、高危人群重点项目检查及设立专科门诊等。达到"三早"的根本办法是宣传，提高医务人员诊断水平和建立社会性高灵敏而可靠的疾病监测系统。过敏性疾病是有可能逆转、停止或延缓发展的疾病，早期检测和预防性体格检查更为重要。

过敏性疾病的二级预防主要是通过早发现、早诊断和早治疗，来早期阻止病程进展或延缓疾病发展。二级预防目标是预防已患过敏者的症状发作。重点是其他过敏性疾病的干预，如过敏性皮炎是发生过敏性哮喘及喘息急性发作的独立危险因素，针对过敏性皮炎的特异性免疫治疗可显著减少由过敏性皮炎进展为哮喘的风险；阻止哮喘患者由单一尘螨过敏向多重过敏发展，针对单一尘螨过敏哮喘患者的特异性免疫治疗可显著降低对其他物质过敏的风险，即由单一过敏原发展为多重过敏的风险，从而降低触发哮喘发作的风险；药物对症治疗和针对病因的特异性疫苗治疗。

第三级预防，对已患过敏性疾病的人，采取及时的、有效的治疗措施，防止病情恶化，预防并发症和伤残；对已发生支气管哮喘的患者，主要促使功能恢复、心理康复，进行家庭护理指导，使患者尽量恢复生活和劳动能力，能参加社会活动并延长寿命。

过敏性疾病的三级预防主要是预防过敏性疾病的急性发作，延缓并发症的出现，降低致残率和病死率，改善患者的生存质量。三级预防目标是预防过敏症状恶化和其他更严重问题，提高生活质量。避免过敏原的再暴露，对已致敏的患者而言，避免对已知过敏原的再暴露有利于减轻症状，预防过敏性疾病的发作，一些常见过敏原的防控措施见本书相关部分。预防过敏性疾病的急性发作，如对屋尘螨过敏引起过敏性哮喘合并过敏性皮炎的患者，给予脱敏治疗可显著降低过敏性哮喘中重度急性发作的频率。控制过敏性疾病的急性发作，包括患者自我管理、知识培训、长期吸入糖皮质激素等。正确掌握吸入技术、控制并发症、预防呼吸道感染等均有助于提高哮喘的控制水平，延缓并发症出现，降低致残率和病死率，改善患者的生存质量。具体措施参见本书相关部分。

对于过敏性疾病来讲，过敏原防护是最好的治疗！过敏的影响因素作用往往是长期累积的结果。过敏性疾病预防就是研究孕期、婴幼儿期、青少年期以及成年期接触各种致敏因素对机体的长期影响。过敏防护的实践意义是，采用预防措施越早，其保护和促进人群的健康效益就越大。目前我国需要从这几方面加强过敏原的过敏防护。①减少过敏体质人群的过敏原暴露，重点关注儿童的生活环境，保证儿童饮食的规范与卫生，增强儿童的体质。从根本上杜绝过敏的发生。②医护人员增强履行诊治规范的意识，正确地诊断过敏性疾病，利用综合的方法明确致敏的过敏原。哮喘管理规范要求病人要100%地接受规范治疗和管理。目前医生们逐渐了解管理规范的重要性和正确的管理流程，逐步建立规范化的哮喘门诊。因医患教育和过敏防护耗时且无经济效益，医护人员执行者少。③提高患者的过敏原防护意识和遵从性，患者很少得到规范的指导和日常的教育。即使得到规范的指导，也极少遵从规范，即使在发达国家，因不遵从治疗和管理方案导致哮喘加重而住院的人数也在不断增加。

过敏性疾病三级预防措施的落实，可根据干预对象是群体或个体，分为社区预防服务和临床预防服务。社区预防服务是以社区为范围，以群体为对象开展的预防工作。临床预防服务是在临床场所，以个体为对象实施个体的预防干预措施。社区预防服务实施的主体是公共卫生人员，而临床预防服务则是临床医务人员。

过敏防护的含义是什么？

有一种方法可以让你凭借自己的力量摆脱过敏的困扰，叫作过敏防护。过敏防护只有一个目的，就是帮助你实现自己动手拯救你自己。

过敏防护是过敏性疾病防治方法的一种，主要针对过敏原的防护，包含过敏原避免和过敏原控制两个方面。过敏性疾病的成因主要是过敏原反复刺激机体在一定条件下产生的疾病，找出并对过敏原进行避免和控制是防治过敏性疾病的首要方法（见图9、图10）。

过敏原纷繁复杂，在生活环境中存在的方式、作用于人体的方式、人们的生活方式等也变化多端，如何避免和

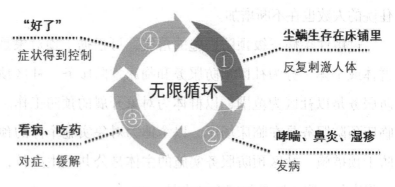

图9　过敏发生循环图1

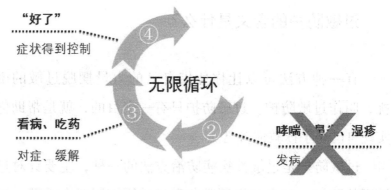

图10　过敏发生循环图2

控制是一门学问。比如花粉过敏原产生与播散广，不容易控制，但他们有较强的季节性，采用避免的方式就很有效果。尘螨过敏原主要在室内，尤其是在床铺中大量繁殖，不容易避免，采用控制的方法可以取得成效。食物过敏原则需要避免与控制并重，如果婴儿对鸡蛋、牛奶过敏，完全的避免会造成婴儿的营养不良，影响生长发育。要找到控制的平衡点，少量多次地摄入可产生脱敏的效果，就是控制的力量。过敏防护是一个综合的概念和方法，全面地阐述过敏原防护的理念，弥补单纯避免或控制的不完整，为防治过敏原提供了避免和控制的具体办法，真正能够使过敏性疾病针对过敏原的治疗成为有程序、能量化、可操作的防护方法。

当前最前沿的治疗过敏的方法是过敏防护。本书依据过去数年国内外有效的过敏原防护方法，甄选出方便可行的计划，减少过敏物质的侵害，并显著改善过敏症状，恢复身体健康。过敏防护的优势在于：①过敏防护针对过敏原，减少其他治疗方法对身体增加的负担；②对付过敏性疾病的最好处理手段就是预防。预防疾病永远比治疗疾病好得多。预防过敏也比治疗过敏好得多。正确的过敏原防护既可预防过敏也不需要反复去治疗。

20世纪90年代后，发达国家过敏和哮喘专科医生更重视规范诊治和过敏防护，专科医生可以为患者提供更多规避和清除环境过敏原的方法和技巧。过敏专科医生所采取的更多的患者教育和前瞻性投入，明显控制了患者症状，减少了门急诊的人次，降低了患者的医疗费用。以哮喘患者和高危人群为例，哮喘管理和过敏防护的效益很好，如治疗前可以减少发病，因病旷工缺课相应减少；治疗可以减少门急诊、住院率及住院时间，并缓解相关症状；治疗后可以提高患者的医嘱遵从性，并提高生活质量和工作效率。如急诊看病例次可由266降至118（55%），住院人数可由34降到11（67%），住院时间可由4天降到2.5天。减少住院费用可高达95%，减少急诊费用可高达77%，尽管过敏防护在初期的花费看似较大，但是长期的节约是明确的。

北京协和医院在1956年成立了中国的第一个变态反应科，中国专家也在规范诊治和过敏防护工作方面不断消化国外的进展成果，但总体水平还很落后，我国目前的医疗、预防、环境控制系统中，还没有专注于过敏人群生活环境全方位管理的专业机构和模式，社会力量在此方面也近乎为空白。可喜的是，已经有一批专家学者在积极促进国家对规范诊治和过敏防护工作的重视，由北京协和医院于2009年牵头启动了"中国主要过敏性疾病流行病学研究及规范化防治"工作，其中的规范防护工作就是以防螨包裹、喷洒、洗涤等主要措施进行的。2013年海口市医院的国家自然科学基金课题，进行了室内尘螨过敏原调查和防治。证实了只采用单一方法来避免或控制，实际效果非常有限，同时将避免和控制有机结合地应用之后，取得了重大的实际进展，可以控制室内尘螨浓度至安全水平下持续半年时间，成功地实现了尘螨过敏原的避免。

国内外的发展历史显示：尽管过敏防护的实际操作很难，但针对过敏原的环境干预是最好的预防过敏方法。过敏性疾病的专科医生公认针对过敏原的环境干预是最好的"治疗"。正如美国过敏、哮喘和免疫学会（AAAAI）前任主席Betty Wray博士所说："使患者脱离过敏原的刺激是过敏患者的最好防护方案。现在患者的所有用药都是使过敏反应钝化而已，并没有真正摆脱过敏的困扰。"AAAAI室内环境委员会委员Jonathan Bernstein博士说："尽管难以彻底清除激发过敏的过敏原，但是规避这些过敏原很有帮助。"

随着从事过敏的专家和一些医疗部门、医务工作者、科研人员的不断努力，过敏防护的理念和实际效用会越来越成为过敏性疾病防治的重要手段。

（姚文清、陈静乙）

第五章　常见过敏原防护

如何防护花粉过敏原?

花粉过敏原是空气传播的过敏原，也叫风媒过敏原。这些花粉会随风飘散很远的距离。花粉的大小一般在10~40μm，可以被风吹到几乎所有能达到的地方，一般的室内在花粉的高峰期也会有高浓度的花粉存在。除去冬季，几乎所有的季节都有不同的花粉过敏原使人致敏。春季以树木花粉为主，夏秋季以草木花粉为主。我国幅员辽阔，气候差异很大，植物的种类很多，各地的优势花粉也不一样。比如北方的葎草花粉、南方的桑树花粉等。花粉能否使人过敏主要是其体积的大小能否被人吸入，花粉通过呼吸道进入人体内，进而黏附在肺小气道黏膜上，其所含的过敏原蛋白组分可以引起人体过敏。比较大的花粉颗粒如松树花粉，虽然产生的花粉量很大，可它的颗粒比较大，不会被人吸入，所以不会对人致敏（见表13）。

表13 中国不同地区常见气传树木花粉和草花粉的分布

地区	主要树木花粉	花期	主要杂草花粉	花期
东北地区	杨属、榆属、松属、柳属、桦属、槭属、栎属、榛属	3—5月	蒿属、葎草属、禾本科、豚草属、藜属、莎草属	7—9月
华北地区	杨属、悬铃木属、松属、柳属、白蜡树属、桦树属、臭椿属	4—5月	蒿属、葎草属、禾本科、藜属、苋属、豚草属	7—10月
西北地区	杨属、榆属、柳属、槭属、柏科、悬铃木属、榛属、白蜡树属	3—5月	蒿属、藜属、葎草属、禾本科、向日葵属、苋属	7—9月
华东地区	悬铃木属、松属、柏科、构属、枫杨属、榆属、柳属、杨属	4—5月	蒿属、禾本科、葎草属、豚草属、藜属、苋属	7—10月
华中地区	悬铃木属、柏科、松属、构属、枫杨属、栎属、女贞属、桑属	4—5月	蒿属、禾本科、葎草属、豚草属、藜属、苋属	7—10月
华南地区	松属、构属、桉属、柏科、木麻、蒿属、桑属、胡桃属、棕榈科	3—5月	禾本科、蒿属、藜属、葎草属、苋属、蓖麻属	7—10月
西南地区	柳属、松属、桤木属、柏科、构属、杨属、梧桐属、柳杉属	3—5月	蒿属、禾本科、藜属、葎草属、向日葵属、蓖麻属	7—10月

常见花粉

杨树花粉：分布于北温带，我国约25种，大部分产于西南、西北和北部，东部有栽培。为一种生长迅速的植物，喜生于路旁的冲积土上，适为行道树、防风树。嫩枝和幼芽密被白毛，叶缘具波状或不规则裂，短枝的叶背面绒毛脱落。花单性异株，无花被，常先叶开放；全部的花的基部都有一杯状的花盘；种子极多数，小，有棉毛。

柳树花粉：主要分布在北半球温带地区。以西南高山地区和东北3省种类最多，其次是华北和西北，纬度越低种类越少。造林树种主要有旱柳、垂柳和白柳等。柳树初春即发芽，是最早发芽的植物之一。葇荑花序，雄花序长2~4cm，雌花序长约2cm。

榆树花粉：原产北半球。分布遍及全国，以长江流域以北较多。落叶乔木，高达25m。树干直立，枝多开展，树冠近球形或卵圆形。花两性，早春先叶开花或花叶同放，紫褐色，聚伞花序簇生。翅果近圆形，顶端有凹缺。

蒿属花粉：它是一种菊科野生杂草，我国是世界上产蒿草最多的国家。全世界300多种蒿中有200多种分布在我国，它适应能力强，蔓延速度快，特别在北方，每到夏秋两季，田野、路旁、荒地、山坡、住宅周围到处都有茂密的蒿草生长，加之蒿草是风媒植物，花粉量大，因此，它是我国花粉症最重要的过敏原。花期7—10月，我国大部分地区都有，是夏秋花粉中的优势过敏原，每年持续时间最长，含量最高。

葎草花粉：它是秋季花粉中重要的过敏原，它的致敏性仅次于蒿，居第二位。它俗称拉拉秧、拉拉藤、五爪龙，多年生茎蔓草本植物。株长1~5m，雌雄异株，通常群生，茎和叶柄上有细倒钩，叶片呈掌状，茎喜缠绕其他植物生长。此植物耐寒，抗旱，喜肥、喜光，多生长于荒地、沟旁路边、河岸两侧及住宅周围，它的花粉飘散量很大。雄株7月中、下旬开花，花序圆锥状，花被无，绿色。雌株8月上、中旬开花，花序为穗状。9月中、下旬成熟。

豚草花粉：是一种夏秋季野生杂草，与蒿草同为一科。它花粉产量大，过敏性强，是世界上多数地区秋季花粉症的首要过敏原。豚草原生长于北美洲，20世纪30年代才传入我国，进入90年代我国不少省市均发现它的踪影。花期7—9月；外来入侵物种，我国大部分城市均有发现（见表14）。

表14　我国部分省市主要气传致敏花粉

省（市）名称	春季常见花粉种类	夏秋季常见花粉种类
北京	柏、杨、桦、白蜡	蒿属、葎草、藜、禾本科
天津	白蜡、杨、榆、松	藜、蒿属、葎草、禾本科
河北（保定）	柏、杨、松、榆	蒿属、葎草、禾本科、藜
山东（青岛）	松、杨、桦、槭	蒿属、豚草、葎草、禾本科
山西（太原）	杨、柳、松、柏	—
内蒙古（呼和浩特）	杨、榆、桦、松	蒿属、葎草、藜、禾本科
黑龙江（哈尔滨）	杨、榆、桦、松	蒿属、葎草、藜、禾本科
吉林（长春）	松、榆、杨、柳	蒿属、禾本科、藜、向日葵

续表

省（市）名称	春季常见花粉种类	夏秋季常见花粉种类
辽宁（沈阳）	杨、栎、柳、松	蒿属、葎草、豚草、禾本科、藜
河南（郑州）	悬铃木、柏、泡桐、杨	蒿属、禾本科、藜、葎草
江苏（苏州）	构、悬铃木、松、柳	蒿属、禾本科、女贞、藜
安徽（合肥）	构、悬铃木、枫杨、银杏	女贞、枫香、禾本科、藜
上海	松、悬铃木、榆、桑	藜、禾本科、葎草
浙江（杭州）	松、枫杨、柏、悬铃木	桑、苋、苍耳
江西（南昌）	松、柏、胡桃、柳	禾本科、脉草、蓼科、桑
福建（福州）	松、桑、杨	禾本科、葎草、白玉兰
宁夏（银川）	杨、榆、桦、栎	蒿属、藜、禾本科
陕西（西安）	悬铃木、杨、栎、柏	蒿属、禾本科、葎草
甘肃（酒泉）	杨、榆、柳、柏	藜、禾本科、葎草、蒿属
青海（西宁）	杨、桦、柳、白蜡	蒿属、藜、苋、禾本科
新疆（乌鲁木齐）	榆、槭、杨、柳	藜、禾本科、蒿属
西藏（拉萨）	柳、杨、柏、榆	蒿属、禾本科、藜、向日葵
四川（成都）	悬铃木、构、枫杨、柳杉	禾本科、槐、女贞
贵州（贵阳）	松、梧桐、柏、桦	禾本科、葎草、菊科、藜
云南（昆明）	松、柏、栗、杨	旱冬瓜、禾本科、蒿属、桑
湖北（武汉）	悬铃木、构、枫杨、栎	蒿属、禾本科、苋、女贞
胡南（长沙）	柏、构、悬铃木	女贞、禾本科、藜
广西（南宁）	松、柏、桑、柳杉	禾本科、蒿属、蕨、藜
广东（广州）	构、松、桉、葎草	禾本科、大麻黄、苋、藜

本表引自：李明华等主编，哮喘病学。北京：人民卫生出版社，1998:517-518。

通常气温一高，植物发芽开花期就提前，授粉也就提前。对于不同的地区来说，纬度越高，气温越低，植物开花时间也越推迟。在气温条件相同的情况下，雨水充足，一般有利于植物的生长成熟，使播粉期提前，花粉量也多。如植物授粉期间雨水过多，则会影响花粉的释放和扩散。雨天湿度增大，空气中的花粉数量要比晴天减少很多，同样在沿海或其他温湿环境空气中花粉数量少，花粉症患者症状也因此而减轻。风是气传花粉飘散的动力，风力增大时有利于花粉的释放和传播，因此在刮风时空气中的花粉数量明显增多，花粉症患者症状也就加重。据采样观测，花粉在风中可以传送至几百千米到2千余千米外的地方。

每一天中的花粉浓度也是有变化的，一天当中上午时段浓度较高，下午16：00之后至凌晨4：00之间花粉浓度较低。

花粉传播广泛，控制非常困难。过敏防护的办法只有避免，让敏感人不接触或少接触才是防护的主要方向。

最有效的办法是让你减少或没有机会接触花粉过敏原！

1. 口罩是目前最有效的防护办法。在花粉季节只要出外就要佩戴口罩，花粉浓度高的时间最好在房间里面也佩戴。

2. 花粉季节尽量减少外出。

3. 一天中的花粉高峰期（中午前后一段时间内）避免室外活动。

4. 少去、不去草木茂密及鲜花盛开的地方。

5. 全天关窗是非常重要的，使用空调可有效阻止花粉进入室内。

6. 安装空气过滤器，减少花粉进入。

7. 勿将衣物晾晒到室外，从室外回来及时更衣。

8. 关注花粉监测报告，提前做好各项预防措施。

9. 有条件可以去外地旅游，避开花期。这是一个极端的办法，但的确有效。要注意一定要提前至少1周离开，推迟2周回来。

口罩是防护花粉最重要的武器。一个好的口罩能够防止花粉通过，这就需要做口罩的布的孔径至少要小于 $10\mu m$。要有很好的通气功能，不能影响正常的呼吸。还要方便携带和易于清理，价格适中。如何在密度高和通气性好两者之间达到完美的平衡是防花粉口罩的设计难点。目前有这样几种口罩：①密织布+特别通气孔，口罩布空隙很小，花粉不能通过，为解决通气的问题在口罩上加装一个独立的通气孔，这个孔使用特殊滤网设计，不透花粉还通气。通气孔的设计、通气材质、口罩与面部贴合的紧密程度等会影响口罩的防花粉效果。②液体口罩，一种半液体状态的膏，涂在鼻腔黏膜上，形成一层保护膜来隔绝黏膜与花粉之间的接触。液体口罩方便使用和携带，对口腔没有保护作用。③中药口罩，在普通的多层纱布口罩中间放置防花粉作用的中药片，利用药物的作用抵消花粉的致敏作用。中药药性与使用频度的把握会影响使用效果。④无纺布口罩，无纺布没有空隙，具有防花粉的功效。做成口罩后的舒适性、透气性和清洁便利是使用的关键。

如何防护食物过敏原？

食物过敏原是最常见的过敏原之一，过敏的发展进程，在儿童时期的发展过程有前后关联性。儿童最早的过敏原就是食物，婴幼儿期若出现食物过敏原引起的肠胃或过敏性皮炎等过敏症状，将来儿童和成人期发生过敏性鼻炎、哮喘等呼吸道过敏性疾病的概率明显增高。因此，重视儿童食物过敏的防治是相当必要的。食物过敏原的确认比较复杂，有的食物本身就是过敏原，也有很多过敏的发生不是直接的食物，而是食物在加工过程中形成了新的过敏原，加工形成其他变化的过敏原。食物的添加剂、香料也会是过敏原。食物在体内的消化过程中分解产物等，比如有的人吃虾过敏，有的人吃虾没有问题，吃虾蘸酱油就出现过敏症状。所以要认真对待食物过敏原的明确。

试验室检查在判定食物过敏原上要慎重对待，因为检测试剂的过敏原都是食物本身，不能单纯依据试验检查来判定食物过敏原。患者的病史和过敏日记是最准确的，在低年龄段的儿童判断食物时应尽量使用过敏日记。

食物过敏原的防护是以避免为主的，只要找到过敏原，不吃就解决问题了。但是单纯的避免会出现营养方面的问题，如婴幼儿的蛋、奶过敏，大龄儿童的米、面过敏。完全避免会影响儿童的生长发育和营养不良。这时就需要控制过敏原的摄入，小剂量缓慢增加，让机体适应这些过敏原，最终达到正常进食的目的。因此，食物过敏原的防护是避免与控制并重。

食物过敏原防护疗法：

1. 避免过敏原食物禁食6个月以上。一旦明确诱发过敏的食物，要马上禁食。在禁食期间要注意含有这种食物的其他食品。如牛奶过敏，一切含牛奶的食物都要禁食。尤其是坚果过敏更要小心，由于是微量的配料，可能在食品的配料表上没有标注。

2. 每周少量食用一次，持续2个月。生活必需的食物在适当的禁食后要逐渐地重新纳入食谱。开始每周少量，这个量以不诱发过敏症状发作为原则。如果进食后过敏发作，减少进食量或继续禁食。

3. 每5天少量食用一次，持续3个月。这个过程要在上述过程很好地执行的条件下进行。减少食用间隔时间比增加单次食用量更好，对过敏者来讲增加纳入食物的一次食用量是非常危险的。前面的"杯子现象"对此有很好的解释。

4. 每3天少量食用一次，直至过敏症状完全消失。基本上在这个阶段就可以正常食用了。还是要牢记不能一次食用多的量。

5. 重新纳入饮食应在症状明显改善或消失6个月后。

食物过敏原防护应注意：

1. 如多种食物过敏，在禁食后重新纳入饮食的先选择过敏症状较轻的食物，适应以后再纳入过敏症状一般食物，最后纳入过敏症状较重食物。

2. 纳入时应选择食物单一形式，若出现症状，则其他复杂形式不可再尝试，应继续忌食。

3. 每次只能纳入一种食物，密切观察有无原过敏症状的复发或加重现象。

4. 不同食物的重新纳入至少应间隔1周以上。

5. 严格遵守饮食计划。

6. 避免误食，如牛奶过敏时，应避免误食巧克力、奶油蛋糕、冰淇淋等含牛奶的食品。

根据York营养学实验室的调查（32000人），79%的患者改变饮食后，在60天内改善了身体状况，73%的患者在20天内显著好转，胃肠道疾病患者症状改善要快一些。

《中国过敏性哮喘诊治指南》指出，孕妇孕期饮食目前还无确切证据表明在孕期摄入何种特定的食物会增加子代患过敏性哮喘的风险，相反，一些生育前的队列研究发现，孕妇摄入常见过敏性食物（如花生、牛奶、小麦等）与其子代的过敏和哮喘减少有关。在丹麦完成的关于孕期摄入花生、坚果或鱼与其子代患哮喘风险的大样本出生队列研究中也得到了类似结果，因此对无食物过敏的孕妇而言，在孕期不建议进行特别的饮食限制或添加。母乳喂养：母乳喂养能减少婴幼儿喘息的发生，对预防哮喘有一定作用，但可能无法预防哮喘的进展，甚至有相反的研究结果。但综合考虑母乳喂养的诸多受益，仍应鼓励母乳喂养。

如何防护霉菌过敏原？

真菌通常分为三类，即酵母菌、霉菌和蕈菌（大型霉菌）。霉菌喜好温暖潮湿的环境，最适生长的温度为22~28℃，适应偏酸性的环境，不耐热，对紫外线、阳光抵抗力较强。霉菌的孢子及菌丝均有抗原性，但孢子的抗原性较强。霉菌靠生成孢子进行繁殖。孢子体积极小，用显微镜才能看见，非常轻，许多室内的屋尘含有霉菌和霉菌孢子。在潮湿的房间，霉菌的孢子和霉菌生长在墙壁、地毯和家具上。潮湿的地下室、厨房和浴室是霉菌喜欢生长的地方。我国地处温带和亚热带，雨水丰沛，霉菌赖以滋生的植被丰富，是霉菌繁殖生长的有利地区。根据过敏反应专家的长期调查，无论南方北方、室内室外，空气中飘散的霉菌孢子终年不断，种类繁多，数量也不少，病人因气候潮湿、接触霉变物、居处阴暗、通风不良、接触职业性霉菌而引起发病者屡见不鲜，说明霉菌过敏反应是我国最重要的吸入性致敏因素之一。

霉菌致敏的途径

吸入途径：气传霉菌孢子通过呼吸道进入人体，引起过敏性气道疾病。日常生活中，人们每天都会通过不同的途径不同程度地暴露于霉菌，包括接触、进食和吸入（飘浮于空气中的霉菌孢子）等。当霉菌生长于各种建筑物或家具表面时，孢子被释放到空气中，很容易就被生活在建筑物内的人们吸入呼吸道内。霉菌的繁殖和生长需要适宜的温度和湿度，一般情况下在温暖和潮湿的环境中迅速繁殖。目前，在我国城市中，工作和家庭环境中的霉菌主要来自这样几方面：①没有定期维修或清洗的室内空调、中央空调系统；②通风条件不好的卫生间和家庭厨房；③以前曾发生水浸或漏水，留下发霉、潮湿气味的房间；④旧房的墙体、地毯和地板下面；⑤空气不流通及潮湿的办公室和住所；⑥室内有发霉、肮脏或湿的吊顶、地毯或其他建筑材料。

接触途径：霉菌通过与人体接触，引起过敏性皮肤疾病。由于霉菌到处生长，与人类皮肤的接触非常频繁，可以引起接触性过敏反应。反复接触发霉的木材或堆放已久的木屑后，有可能出现水疱、发痒、渗出等症状，还可出现接触部位（多为手掌）多发性皲裂。

食入途径：这也是霉菌致敏的重要途径之一，霉菌通过消化道进入人体，引起过敏性消化道疾病。不少人食用蘑菇、酒、醋、油、酱、果脯，甚至发酵过的馒头、面包、糕饼、糖果后引起胃肠道或呼吸道过敏反应。

注入途径：人们直接接受霉菌注入的机会并不多，但人们接受霉菌产物注入则极为普遍，尤其是各种抗生素的注入非常频繁。抗生素中绝大部分为霉菌的产物，它们已经成为目前严重药物过敏反应中一类最主要的过敏原。除了抗生素外，麦角胺、三磷酸腺苷，甚至葡萄糖等均须经霉菌发酵处理后制成，此类药物注射后引起过敏反应者也屡见不鲜。

霉菌过敏的防护是可以通过避免接触和控制环境中的致敏霉菌而进行的。

1. 外出戴口罩，避免吸入气传霉菌。避免过度暴露在有霉菌生长的环境下。在有霉菌生长的环境下工作时，戴上防尘的呼吸防护具。无漏水和非潮湿情况下，室内霉菌水平只有室外霉菌的40%~80%。而室外霉菌水平因地理环境（湿度、风）不同而异，甚至是每天的不同时间段都不同。若居所坐落于潮湿地区，要留意天气预报。

2. 避免使用引起过敏的食用真菌。不吃霉变的食物，不吃过夜食物和放置时间较长的食物。

3. 保持居家、办公室及其他室内环境清洁。尽量保持室内空气洁净与温度、湿度的稳定，温度最好保持在24~28℃，相对湿度最好在50%~65%。保持空气流通及室内空气清新干爽，保持室内通风、干燥，避开潮湿房间。保持室内环境卫生，经常打扫房间、墙角，避免产生霉斑。

4. 控制室内霉菌的主要方法是降低室内的湿度。在房屋维修时做好防水工作，修理漏水的屋顶、窗户、排水管、屋檐和上下水的渗漏。潮湿的地毯要干燥后清理。地下室要用除湿机，厨房和浴室装排风扇，定期清洗消毒过滤网和隔尘网。梅雨季节尽量保持室内干燥。可考虑使用化学干燥剂。

5. 浴室中不要放置地毯，因为这里常容易生长霉菌。浴帘也常是霉菌产生较多的部位。如果浴帘上长有霉点，应弃之不用，购买新的浴帘。

6. 减少室内植物数量。房间和阳台上最好不要有经常需要浇水的喜阴类植物，潮湿的土壤里可能隐藏着大量的霉菌。

7. 壁橱中容易生长霉菌，因为这里通常都比较阴暗潮湿，在贮藏鞋子前，应将其晾干，地毯应注意防止潮湿，并保持清洁干燥。书籍、报纸和衣物保持干燥通风。

8. 食物也应合理保存，防止霉变。霉菌在冰箱中也可生长，所以务必定期清洁冰箱，保持除霜状态。把变质食物及时取出，最好不要等到食物变坏再将其拿出。对冰箱、空调、冰柜的出气口等适宜霉菌生长的地方要经常打扫、更换。

9. 尽可能拆除及弃掉已受污染的物品，如发霉的天花瓦片和地毯；去除墙壁或天花板上可见的霉斑。将发霉的物品从地下室清除，保持地下室清洁。

10. 如果室内发生大面积的霉菌生长，可以用除霉剂进行处理，稀释后用大喷雾器进行彻底喷洒，包括喷洒室内地面所有的木制品。

小贴士：环境霉菌检测法

1. 曝片法：与花粉调查曝片法相同。该方法较简便。因为是每天连续曝片，除每张玻片可反映全天24小时霉菌播散情况外，也可基本反映全年空气中的霉菌播散情况。还可观察到在人工培养基上不生长的霉菌孢子，如锈菌、黑粉菌孢子等。但是，这种方法也存在不足，它只能观察到少数比较大的及有明显特征的霉菌孢子和菌丝碎片，有些孢子过于微小，在普通光学显微镜下观察不到。

2. 曝皿法：将预先制备好的各种霉菌固体培养基的平皿，在特定地点打开皿盖一定的时间，然后放置在15~30℃室温下培养。逐日观察菌落生长情况并作菌落鉴定及计数。这种方法的优点在于所得的菌落不但可以显微镜镜检，还可通过对菌落的宏观形态、大小、色泽、菌落厚薄、生长速度等进行鉴定。此外，还可分离纯菌种。但是，由于曝皿取样时间短，因此代表性不如曝片法全面，而且培养程序繁复，耗时较长。

3. 抽气取样：此法手续复杂，且调查过程中会损失一部分孢子，所以使用较少，一般用于空气中霉菌含量极高者，可以进行定量检测。

如何防护宠物过敏原？

许多人知道不论是否对猫或狗过敏，只要他们进入有宠物的房间，就会发生过敏症状。

宠物过敏可引起过敏性哮喘、过敏性鼻炎、过敏性结膜炎、过敏性皮炎和荨麻疹等过敏性疾病。宠物过敏可同时引起两种或两种以上的过敏性疾病，严重影响患者及其家人的生活质量。宠物致敏的过敏原主要有动物的分泌物和排泄物，包括动物的皮屑、毛发、尿液、唾液和肛周腺分泌物等。猫的过敏原产生在皮肤的皮脂腺和分泌物中。这些过敏原变成毛上的一层附着物在房间里大量存在。同样，狗的过敏原也在分泌物中，变成毛上的一层附着物分布在房间里。

大约有5%的人对猫或狗过敏。动物过敏原主要从两条途径进行传播：①动物过敏原附着在沙发、地毯或衣物上，人体吸入或皮肤接触后产生过敏反应；②动物过敏原附着在空气颗粒中，通过空气传播，人体吸入后产生过敏反应。对宠物过敏的人群主要是对过敏原蛋白组分过敏。猫和狗是最常见的动物过敏原。猫和狗的过敏原存在于人的头发、皮屑和衣服上。大量的猫和狗过敏原蓄积在毯子、寝具和宠物用具中。猫和狗过敏原在空气中的量会很高，这些过敏原会在空气中飘浮几个小时。这就是为什么过敏患者一进入有猫和狗的房间马上就会产生症状的原因。一只猫大约携带$100\mu g$过敏原在皮毛或毛中，其每天的清除率是$0.1\mu g$。过敏原蓄积在地毯、沙发、床、挂毯和椅子中。猫和狗过敏原在尘中的浓度是每克尘土中存在$0.1{\sim}3\mu g$。期望过敏原水平是过敏人群的暴露水平要低于每克尘中含猫过敏原在百万级以下。

　　动物过敏原污染环境相当容易。猫过敏原经常在没有猫的房间中被发现。这提示过敏原可以利用人的衣服从一个房间传到另一个房间。这是肯定的，一个家中有几只猫的人开会或站过的地方，过敏患者再来此地方就会发生过敏。有报告对猫过敏的患者从来就没有接触过猫，这些患者可能去过有猫的房间或有猫过敏原的公共场所（学校、幼儿园、办公室等）。患者经常说在自己家的猫面前没有症状，但当他们访问其他有不同猫的人家时就产生了症状。

避免这些过敏原是困难的，因此，宠物过敏的防护十分重要。动物性过敏原的减少主要是控制其在室内的蓄积，特别是控制在空气中的悬浮。在室内养猫或狗，就意味着空气中总是存在着过敏原，特别是同时养多种宠物。对猫或狗高度过敏的患者要认真地考虑是放弃饲养宠物的爱好还是换别的宠物。

如果你决定放弃宠物，几周或几个月后，动物过敏原就消失了。最好用真空吸尘器定期吸尘，使用高效粒子网（HEPA）或用多层的微孔过滤袋。所有的床上用品、地毯和布艺家具要洗涤。墙、地板和其他表面要用宠物过敏原清除剂以去掉过敏原。使用HEPA吸尘1~2个月可以清除宠物过敏原。

如果你决定继续保留宠物，做这样几件事情可以让你减少过敏原。①尽量让宠物待在室外，起码不让宠物进入卧室；②除去墙上的挂毯，避免使用地毯、布艺沙发等容易附着尘螨的家具，以免宠物身上携带尘螨；③用带有HEPA滤网的吸尘器清理室内；④保持宠物卫生，每周2次用宠物过敏原清除剂和水给宠物洗澡，一定要规律；如果洗澡不可行（比如猫），就每天用湿布来擦拭毛发；⑤床上用品、宠物的垫子每周要定期清洗；⑥定期给宠物体检及打预防针；⑦避免与宠物的"亲密接触"，如让宠物舔脸、与宠物接吻等。

没用的工作：①使用负离子空气净化器或静电设备；②排风扇——动物过敏原能够以高浓度积聚在排风管中，但大量的过敏原（90%）不存在于管道系统中而回到室内，因此清理排风管道对降低过敏原浓度的作用有限；③改变猫和狗的饮食，或对其进行治疗不会阻止他们产生过敏原。

替换宠物，用其他小的带毛动物替换猫/狗，像小鼠、大鼠、兔、豚鼠、仓鼠等。可能这些做法是暂时的，最终还可能产生对这些宠物的过敏症。这些小动物的过敏原在他们的尿中，如果对这些小动物过敏，最好的办法是定期更换宠物垫和清理宠物垃圾（最好由其他人去做）。龙猫可能使这些规则例外，这种动物天生尿少（它们稠密的毛保护水分不丢失）。尽管龙猫的大量养殖是为了毛皮，但还没有产生过敏的报告，所以，可以尝试饲养这种动物。要不然选择不含过敏原的冷血动物宠物，像鱼、两栖动物、蜥蜴、蛇。确切地说，除非你愿意养宠物猪。

如何防护蟑螂过敏原？

控制是蟑螂过敏原最重要的防护方法。控制蟑螂的主要办法是用物理方法，不让它们进入家中，或者使用杀虫剂。

蟑螂可以说是地球上最古老的昆虫。化石记载表明蟑螂存在于30万到300万年前。它们具有很强的适应能力，在地球的不同环境中都能发现。蟑螂是被人熟知的室内害虫。可是，值得注意的是和蟑螂相关的主要疾病就是哮喘。人们生活在经常以蟑螂为患的房间里会发生哮喘。这是与蟑螂有关的主要的公共卫生问题。

蟑螂有很强的趋味特征，它们肆意地在房子里大量繁殖。相对尘螨，蟑螂过敏原由蟑螂的渣滓播散。蟑螂也产生包含过敏原的分泌物。蟑螂的渣滓比尘螨的大。渣滓的碎片和分泌物的碎片作为过敏原可以被吸入。蟑螂的分泌物能附着在尘粒上，或成为小的水滴飘浮在空气中，被生活在蟑螂横行的住所中的人吸入。

在我国有50多种蟑螂，但是与过敏有关的重要种类是德国蟑螂（小蠊属）和日本蟑螂（大蠊属）。德国蟑螂有1.5~2.0cm长。它们比日本蟑螂繁殖得快并易引起很多过敏。蟑螂出没在质量低劣、老旧的房子里，许多排泄物和碎片在墙上、地板下面，那里是蟑螂的隐藏地。通常，蟑螂在厨房中出现，那里有食物，在下水道中有水。住在城市和城市中心的人，哮喘发生在增加，他们的住所很多都有蟑螂存在。在过去的10到20年，老城区的楼房中的家庭哮喘数量在增加。然而，蟑螂过敏不只限于城市中心，但老旧的住房是蟑螂出没的主要地方。

防护蟑螂的办法：①食物不应该放在厨房周围，所有食物残渣和废弃物应及时正确地处理掉。②漏水的龙头、水槽、浴缸应该及时修复。③容易藏蟑螂的缝隙要堵上。④含有蚁腙、氟虫腈或阿巴美丁的杀虫剂最有效；还有黏住蟑螂的凝胶；化学品能有效地杀灭蟑螂，但需要有很好的后续消毒剂清洗。⑤除去厨房的污垢和油脂，这样才能清除蟑螂过敏原。⑥如果你住的整栋建筑都有蟑螂，阻止它们进入你家是非常困难的，这时你要向当地社区和公共卫生部门求助。

如何打造一个没有过敏原的家？

今天，我们在室内度过超过90%的时间，无论在家里和工作场所。这种室内久坐的生活方式的发展方向在过去的30年中有提升哮喘的趋势。过敏就是我们为舒适的生活方式付出的代价。使我们的家变得越来越舒适的同时也增加了过敏原暴露的机会。

集中供热、地毯和保温高湿度材料的应用、换气减少是造成室内过敏原上升的主要原因。高热潮湿是螨虫生长最重要的因素之一。每年相对湿度低于50%的时间超过6个月可以杀死螨虫。不幸的是，很多人喜欢潮湿的环境。在我国山区和西部沙漠部分地区是低湿度的，像华南、华东等高湿热地区降低湿度是有困难的。高湿度是霉菌生长和蟑螂横行的主要原因。甚至在低湿度地区，这些室内过敏原也像尘螨过敏原一样引起哮喘和过敏疾病。例如，在西北、西藏等高海拔地区，没有尘螨，但儿童患哮喘的数量与其他由于猫和狗过敏引发的哮喘一样多。霉菌也能通过自我喂养的方式在低湿度环境中生存很短时间，它们隐藏在床垫、地毯和家具中，那些微小环境能使它们生存。

在过去30年中，使用集中供暖，连同门和窗隔热，显著地减少了室内的空气流通。最大的家庭空气交换0.5次/小时，不足以有效地清除室内的过敏原。这对于动物源性过敏原是一个特别的问题，使猫和狗过敏原清除出去需要几个小时。

如果你是一个不过敏的人，你能幸福地与尘螨、猫或狗等过敏原生活在一起而没有过敏。但是让我们体谅一下，如果你或你的配偶过敏，或者你有一个过敏的孩子，或者父母双方有一个过敏的想要一个孩子，会有30%～50%的概率这个孩子会过敏并可能发展成哮喘。另一种描述，虽然你不过敏，你家中常来的客人或亲属他们过敏。在现代社会，双亲带着孩子去祖父或外祖父家里住几天而暴露在过敏原的家里的情况变得非常普遍。

在19、20世纪交替的时候，人们发现屋尘可以使人过敏。为什么不同家庭、不同地区的屋尘都使人产生同样的过敏反应呢？科学家们茫然！最初认为屋尘中的化学物质产生化学反应是"屋尘过敏原"。在20世纪40、50年代科学家试图从真空吸尘器的屋尘中分离过敏原。这个问题在20世纪60年代被两个德国的科学家通过显微镜研究屋尘样品得到了最终的答案。他们发现在屋尘中含有许多微小生物，这就是尘螨。科学家（Drs. Voorhorst and Spieksma）发现过敏反应与屋尘中螨的数量有关系。德国患者一般集中在秋季，这时他们的屋里有大量的螨虫存在。后来，屋尘螨在其他欧洲国家都被发现，在美国、澳洲、日本和世界其他地方也都被发现。在所有这些国家，哮喘患者经常性地对屋尘螨发生过敏反应。在螨虫被发现的同时，纽约的科学家发现哮喘患者对蟑螂过敏。同样的情况出现在波士顿、芝加哥和美国东海岸的其他城市。当蟑螂过敏原在过敏诊所被吸进病人的肺脏，病人就发生哮喘样症状。故事完整了。从20世纪20年代大家知道由动物原因（猫、狗和马）引起过敏反应，到20世纪80年代清楚了屋尘过敏原是生物性的而非化学性的，弄清了屋尘过敏的来源。因此，屋尘过敏是由室内的生物污染而引起的。

减少室内过敏原水平是治疗过敏和哮喘的重要部分。它能减少鼻炎和肺炎的发生，并能减少控制过敏症状所花费的费用。你能创造一个没有过敏原的居家环境并且舒适地生活，这需要改变你的生活方式，使之为你和你的家庭健康需求提供更好的空间。要清醒地认识到，在开展过敏原控制计划几周或1~2个月后，你的临床症状才开始改善，这是非常重要的。这是一个炎症向正常转归过程所需要的时间。恢复时间的长短取决于你对过敏原的敏感程度和室内过敏原清除的效果。

要谨慎对待过敏原控制产品、装置和服务商们关于其产品有效性的保证。通常这些产品和服务对于过敏原的有效性都没有经过广泛的实验。床垫包裹物、真空清洁袋和杀螨剂经过试验表明对控制螨虫和猫过敏原有效。其他产品（这里不具体指明），询问制作商、销售人员或服务人员。最好与你的医生来讨论控制和避免你家中过敏原的方法。

一些研究建议在生命的前几年避免过敏原，这样能够在今后预防过敏和哮喘。大规模的临床试验正在进行以验证是否正确。如果你是一个过敏者正准备要小孩，要谨慎地从你的医生、儿科医生或过敏科医生那里得到避免室内过敏原和生命早期食物过敏的咨询。

四步摆脱室内过敏原：

1. 保持室内相对湿度小于50%。说得容易做起来难。在温带气候环境，湿度可以通过中央空调系统或除湿机来降低。在室外湿度常年偏高的地区和季节里，中央空调有帮助，但要把相对湿度降到50%以下很难，可以考虑使用化学除湿剂。

2. 增加空气流通。这对于减少像猫和狗过敏原这样的高空气传播积聚物非常重要。增加空气转换率到每小时5次，会显著地减少这些过敏原。

3. 考虑不用地毯或用木质、乙烯或陶瓷材料的地板。地毯是尘螨和动物过敏原最大的聚集地。有地毯房间的动物过敏原浓度比没有地毯的房间高100倍。用替代材料代替地毯是过敏原控制的重要部分。这并不意味着你的生活区域不得不变得简朴或"无地毯"。你可以用以装饰为目的的小地毯、脚垫和棉毯，最好是能够清洗的。如果它们能洗就要定期地清洗或者干洗。

4. 定期清洗床上用品。这是对付尘螨、猫皮屑和蟑螂过敏原最重要的方法。理想状况是床上用品每星期用55℃的热水或过敏原清除剂清洗。床垫和枕头用防螨套包裹。

如果你的家是新建的或你要搬进属于你自己的家，这些步骤最好是照做。如果你是出租或租的房子，不铺地毯或改变室内湿度或通风是比较麻烦的。这些步骤可能改变生活方式，可能不被其他家庭成员接受。在心里要知道这些是解决普遍过敏原暴露的好方法。让我们额外付出一些来控制室内过敏原——当然知道什么该做什么不该做。

没有过敏原的家

1. 减少"曝光"

在童年时期尽早地减少与过敏原的接触对于有家庭过敏性哮喘病史的人群尤为重要。关于过敏性疾病和哮喘之间联系的研究表明，儿童早期与家庭尘螨过敏原接触的程度与之后发展哮喘的可能性存在某种联系。也就是说，在儿童时期越多地与过敏原接触，之后获得哮喘的可能性就越大。家庭中的尘螨、霉菌、宠物、蟑螂等室内过敏原，会长期刺激身体，虽然不表现出过敏症状，可能会使身体的敏感性降低，增加食物过敏原诱发过敏的概率。因此，我们建议家长应尽早地让易过敏的孩子减少其与家庭过敏原的接触。科学研究表明，对于屋尘过敏的患者在卧室内逐步获得最小量的尘螨暴露，会达到过敏症状减轻和用药量减少的效果。

2. 卧室护理

改善家庭环境，减少家庭中的过敏原使得过敏患者的情况得到明显改善。利用综合的方法有效地保护您的床上环境，使您完全摆脱过敏原的烦扰。在儿童和成人哮喘患者的家里，湿式打扫是非常必要的，研究表明定期清理衣柜和床下、角落的灰尘能够减少室内过敏原的数目，减少室内过敏原的暴露。研究同时表明，卧室使用尽量少的家具，经过处理后的地毯也获得了不错的改善效果。有条件的要尽量降低卧室的湿度，必要时使用除湿机。

3. 玩具护理

小孩子在情感上总是与他们的布制玩具朋友们联系紧密。可不幸的是，普通的布制玩具正是许多尘螨和霉菌的栖息地，它们能够使过敏儿童致敏。任何种类的填充物质都能够支持尘螨和霉菌的生长并且能够促进尘螨和霉菌过敏原的积累。内充物料式玩具必须经常用热水或过敏原清除剂清洗。与玩具开心并安全地玩耍对于每一个孩子来说都是十分重要的。因此，请您一定要选择能够经得起反复清洗的玩具。

4. 空气过滤

由于儿童玩耍影响了房屋清扫，各种室内过敏原颗粒越来越容易通过空气进行传播，因此空气过滤对于清理这些室内过敏原颗粒是非常有帮助的。较小的致敏颗粒例如霉菌和宠物毛的污垢会较长时间停留在空气中，空气过滤对这些室内过敏原颗粒是更为有效的。此外，空气过滤还能够滤过其他的刺激物，如烟尘和大气污染物质。

5. 关照被褥

一个不能渗透螨虫的包裹就像一个放在过敏原和过敏人之间的栅栏。使用防螨包裹包住你的枕头、床垫、棉被或箱子、床（床单和枕套），可以阻挡螨虫和其碎片等，以保证隔离过敏原。枕套、被罩、靠垫罩和床垫罩均可以用不渗透螨虫过敏原的产品包裹，由于价格原因，至少重要的尘螨孳生地——枕头要使用包裹物。

过去我们只能使用防螨的半透明的乙烯面料，把床垫、床罩和枕头包裹或覆盖，这样很不舒适。现在，这些产品完全是由舒适的超细棉、透气的合成面料制成，它们既防螨又防其他的过敏原。这些面料的重要特征是有 $2\sim6\mu m$ 的小孔，既透气又不能使螨虫通过。新的枕头同样需要用防螨包裹。研究还证明了使用过敏原不能渗透的床垫、枕套和箱套包裹的有效性，使用不能渗透螨虫的包裹被褥被认为是减少尘螨暴露的一步。羽绒的枕头与化纤的枕头相比，螨虫过敏原的水平低一些，原因是羽绒的枕头是用致密的无纺布作为内衬的。

6. 弹簧床垫（席梦思床垫）护理

医学研究证明，作为独立的垫子，弹簧垫具有高水平的螨过敏原，因此弹簧垫也应该定期使用除螨喷洒剂。被褥所引起的"非典型过敏症"或"硫化物过敏症"被证实只不过是纤维而已，并不引起过敏，重要的过敏原还是储积的尘螨，因此弹簧床垫（席梦思床垫）一定要规律地使用除螨喷洒剂。即使是最清洁的房子，在枕头、床垫、弹簧垫、毛毯、地毯和装饰家具里依然有微量的尘螨存在，它们所产生的碎片和排泄物，会造成人们过敏。

7. 地毯管理

最好的办法是不使用地毯，至少在卧室里不使用。采用表面坚固的木地板、地砖或复合地板，这些可以用水来清洗。如果一定要使用地毯，就应该使用阻止螨虫、霉菌等储积和生长的特殊物质，阻止室内过敏原繁殖。

经常使用吸尘器是清理地毯表面过敏原的常规方法。然而许多吸尘器的集尘袋没有使用防过敏原的材料，在使用时会漏出过敏原，将引发过敏的物质（过敏原）二次释放到空气中。过敏原的漏出发生在吸尘器软管与直管的连接口、灰尘采集袋、机体的缝隙和排气孔。增加吸尘器排气过滤网和使用高滤复合袋来代替标准集尘袋可以最大地减少过敏原的渗漏。高滤复合袋可以包裹过敏原碎片不外漏。排气滤网使过敏原碎片在吸尘器使用时不被释放到空气中。对过敏原二次污染控制的好坏是评价吸尘器的重要指标。

8. HEPA吸尘器

装备HEPA滤网的高品质吸尘器，可以提供高效的过敏原过滤，非常有效地使吸尘器过敏原排放消除。HEPA滤网隔离0.3μm的过敏原碎片可以达到99.97%，并减少在使用吸尘器时的过敏原排放。科学研究表明一个完全封闭的吸尘器系统是最好的包裹灰尘和过敏原碎片的系统。

（陈琤、王洪超）

第六章　尘螨过敏原防护介绍

尘螨与尘螨的习性有哪些？

尘螨是一种八脚节肢动物，接近蜘蛛，和跳蚤、臭虫、疥螨等害虫是一类。科学分类尘螨是蜘蛛纲生物。成熟的尘螨长100~300μm，幼螨有足3对，成螨有足4对。人类用肉眼无法看到。

尘螨的生长是虫卵、幼虫、成虫的周期变化。尘螨成熟期20~30天，一生有4~5次蜕皮，成年尘螨能活2~3个月（见图11）。蜕皮和死后留下大量的尸体碎片。雌螨每3周产卵25~50枚，一生可以产60枚以上的卵。一只尘螨平均每天产生20个排泄物颗粒，在它们的存活期内可产生1000个排泄物，相当于其体重的200倍。所以尘螨的排泄量是巨大的。一个使用了两年以上的枕头中，尘螨及其排泄物竟能占枕头重量的10%。家中1g的灰尘可包含1000只尘螨或20万个尘螨的排泄物颗粒。这些尘螨的蜕皮碎片、尸体碎片、分泌物和排泄物是致人过敏的强烈过敏原。

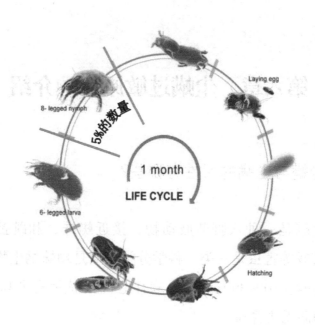

图11　尘螨生长环图

　　家庭的螨主要有两种：Dermatophagoides pteronyssinus（D.p，可以吃皮屑的螨）和Dermatophagoides farinae（D.f，寄生在食物和谷物中的螨）。尘螨喜阴厌光，适宜的生长温度是17~30℃，相对湿度75%左右。在家庭中，床垫、枕头和被褥是尘螨生长最为集中的地方，这是因为这些地方提供了尘螨生长所需要的条件：

　　（1）大量的食物来源——我们每天脱落的皮屑；

　　（2）适宜的湿度——我们在睡觉时会出汗并且在呼吸时会带有水气；

（3）适宜的温度——来自我们身体的热量。

尘螨同人类生活在一起，喜欢和你同榻而眠。人每周大约脱落5g的皮屑，这足够养活数千个螨虫！这些温暖潮湿的环境正好与人类喜欢的环境相似。大量的螨存在于床、枕头、寝具（毯子、薄被等）和地毯中。甚至毛衣裤和长毛玩具都是屋尘螨的寄生地。固定的毯子和软家具（沙发和椅子）是另一个螨虫的寄生地，螨存在于毯子和软家具的内部。固定在地下的地毯常常会潮湿和藏有大量的螨虫。在那里它们可以躲到纤维里来躲避光亮。尘螨的习性是避光性，它们非常讨厌光亮，喜欢阴暗。当白天来临的时候，尘螨钻进枕芯、被芯、床垫等深层避光的地方，夜晚就爬进被窝里生活，吃你的皮屑，喝你的汗液，第二天早上再回去。在这个过程中尘螨就会留下大量的排泄物和尸体残渣。当人们早上起床时，掀开被子起身、按压枕头等一系列动作就会将尘螨遗留下来的尸体碎片和排泄物抖落到空气中，骤然增加身边尘螨过敏原的浓度，直接导致过敏的发生，这也就是为什么很多尘螨过敏的小朋友在晨起时咳嗽、气喘、嗓子痒、鼻子痒等症状加重的原因。长期的低水平的尘螨过敏原也会持续地刺激你诱发尘螨过敏。

温度和湿度是影响尘螨生存的两大主要因素。温度在

0℃以下持续24小时，尘螨多不能存活，0~7℃时虽能生存但无繁殖能力，17~30℃为尘螨生存繁殖的最适温度，35℃以上时尘螨可死亡。空气湿度对尘螨的生存也有重要影响，相对湿度75%~80%为尘螨生长繁殖的最佳湿度，相对湿度85%以上时尘螨不能繁殖，相对湿度低于70%时虫卵发育至成虫的时间延长至5周左右，尘螨则可因缺水而导致脱水，相对湿度降至50%以下时可导致尘螨死亡。研究证实，尘螨体内的水分约占其体重的80%，体内水分比例降至50%以下时可导致死亡。上述习性决定了尘螨适宜生活在温暖潮湿的地区和季节。在我国北方，屋尘螨的繁殖季节以6—10月为主，在我国南方的许多地区尘螨可常年繁殖。一般在春秋季大量繁殖，秋后数量下降。由于各地的气温不同，同一地区各年的平均气温可有差异，因而尘螨的季节消长亦各不相同。因此尘螨防治工作中往往从室内的温度和湿度入手。

尘螨很少在人身上生活。床提供了温暖、黑暗、高湿度和大量的人皮屑与汗液，是螨的巢穴，是大量螨暴露的来源。一个单人的床上用品能包含上百万个尘螨。一般情况下，尘螨在所有家庭中都可以找到。居室地毯、床垫和家具套是尘螨孳生的主要场所，亦是人群暴露的主要危险因素，如有充足的食物和水分供给，螨可孳生于室内任何场所。粉尘螨还可在面粉厂、棉纺厂及食品仓库、中药仓库等的地面大量孳生。尘螨的散布主要通过携带。衣服可能是螨的传播工具，将螨从原来的孳生地运输至不同场所生存繁殖。但衣服上孳生的螨并不对人体构成危害。从居室有螨孳生的人衣服和汽车座位上发现活螨孳生。从不同衣服上检测尘螨过敏原表明衣服可以作为螨过敏原传播的工具。

为了评估螨虫的积聚水平，科学家计数存在于屋尘样品中的螨虫数量。每克尘土中少于20个螨虫是低水平的。当人活动在大约每克尘土中有100个（或更多）的螨虫的环境中时，过敏就发生了。每克尘土中的螨虫数量大于500个就是严重的螨虫积聚水平。如果过敏的人长期地暴露在每克尘土中高于500个螨虫的环境中，就会表现出严重的症状。一些超敏的病人，在低水平的螨虫暴露下就会产生严重的症状。世界卫生组织（WHO）通过大量的研究给出了这个无害的标准：每克尘土中 $2\mu g$ 尘螨过敏原。当一个正常的床上每克尘土中尘螨碎片和尘螨致敏原低于 $2\mu g$ 的话，这对所有人都是安全的。

引起人们过敏的是尘螨。它的尸体碎片、蜕皮、分泌物和排泄物是强烈的过敏原。尘螨过敏原（尸体碎片、排泄物等）的直径在 $10\sim40\mu m$ 之间，重约100pg。大小像花粉一样，正好适合渗入呼吸道，定位于黏膜表面。尘螨排泄物的分解时间（T½半衰期 ）是10年，耐寒至-20℃的低温，耐热120~140℃的高温达60分钟。尘螨过敏原很重，一般不会形成气溶胶，不会长期在空气中飘浮。当你在床上翻滚、睡觉抖动枕头和被子的时候，尘螨过敏原就会飘在空气中，吸入这些过敏原就会诱发过敏病。经过一段时间尘螨过敏原就会降下来，当然这不是很短时间，大概要一个小时或半天，所以当尘螨过敏原慢慢沉降下来的这段时间，过敏就发生了。尘螨一天生产20~30颗排泄物，重量约2倍于自身体重，它们都大量地积聚在室内。持续地小量吸入高浓度尘螨过敏原，是螨虫引起哮喘的主要原因。尘螨不能在空气中生存，它们只能生存在柔软的物品里。活螨体积大，不能被人吸入鼻子和肺中，也不致敏。

分布广——螨虫在4亿年前就生活在地球上，比恐龙出现的时间要早得多。随着人类生活习惯的变化，螨虫中最常见的尘螨已经与人类生活密不可分了。尘螨是一种啮食性的自生螨，以人体脱落的皮屑、面粉、霉菌、棉籽饼、植物纤维等粉末性物质为食。孳生于人生活的室内、居室、电影院、学校、图书馆等地的阴暗角落，窗帘、地毯、床垫、枕头、被子、沙发、空调等处最多，亦可见于理发室、教室、图书馆、食品库、中药库、面粉厂、棉纺厂、汽车坐垫、地垫里等。90%~95%的尘螨属于D.p分类。

这类螨虫比D.f类更喜欢潮湿的环境。在干燥的地方以D.f为主，包括东北部地区和中西部地区。在潮湿的地区，像海南、华南等地区大量的是D.p。从过敏的观点上看，不同的分类引起相同的症状，诊断和治疗上也无不同。这两种尘螨过敏原也同时在屋尘中存在。尘螨呈世界性分布，分布非常广泛，所有的国家都有尘螨，有人指出尘螨过敏性哮喘是世界各国临床上最为常见的哮喘。我国中部和南部省份的尘螨分布最广泛，河南、湖北、湖南、广东、广西、香港、澳门以及海南等省份和地区尘螨滋生最为严重，常年危害人体健康。东部和北部地区季节性明显，清明前后以及中秋前后过敏性疾病患者急剧增多。这是因为清明时节尘螨大量繁殖产生过多的排泄物使人产生过敏，而中秋后温度下降尘螨大量死亡，过多的尸体碎片导致人体过敏。

阻挡难——生活中普通织物的经纬缝隙难以阻挡尘螨的自由穿行。寝具中通常含有较多的尘螨，这是尘螨过敏引起的支气管哮喘夜间容易发作的重要原因之一。研究证实，在经免疫检测证实体内尘螨特异性IgE阳性的支气管哮喘病人的床尘中，通常含有相当数量的尘螨，虽然其中约有50%尘螨已死亡，但仍然具有很强的抗原性。

繁殖快——雌螨每日可产1~2个卵，一生可产卵高达60个以上，卵孵出幼虫，经4~5次蜕皮，1个月后即可成螨排卵。一般春、秋季节大量繁殖，秋后数量逐渐下降。由于各地气温不同，尘螨的季节消长各异。

消灭难——尘螨每天排泄达20颗粪便，重量2倍于自身体重，粪球在空气中飞起，就成为过敏原暴露的主要来源。寿终正寝的尘螨会裂解成大量碎片。因此寝具中就可有大量过敏原的潴留。而螨虫尸体的碎片及螨的粪便大小正好适合渗入呼吸道，定位于黏膜表面。当整理床铺或吸尘时，局部空气中的浓度可增至10～1000倍。尘螨有8足，足上有钩，可以牢牢地抓在枕套等物体上，正常的家庭清洗很难洗脱。普通的吸尘器（功率小于900瓦）不能吸出床铺内部的尘螨。

控制尘螨的过程，我们把主要的精力放在卧室。卧室是尘螨主要的积聚地，而我们又有1/3的时间待在卧室。改善卧室的花费已被临床证明对改善过敏是有效的。控制尘螨过敏原的目的是保证它们对人体无害，所以，我们的研究和产品方向就是采用一种或多种办法控制尘螨过敏原的浓度，使环境中的尘螨过敏原对人体无害。

小贴士

尘螨培养方法

材料：特制培养瓶，干净、无螨污染（75%酒精处理）；超净工作台，防止污染；饲料，大鼠饲料研碎过滤后高压消毒；温箱或干燥箱25℃和70%~80%相对湿度；饱和盐水。培养2~4个月的螨（快速生长期）一分为二，移至另一培养瓶，各自培养瓶内加一些培养饲料。

尘螨是怎么使人过敏的？

小测试：在室内是否反复出现下面情况

◆ 早上一起床就咳嗽、流涕、打喷嚏。

◆ 有揉眼睛、擦鼻子的习惯动作。

◆ 身上经常瘙痒。

◆ 经常鼻塞、鼻痒。

◆ 眼睛流泪发痒。

这些状况会提示你可能对尘螨敏感，尘螨过敏原使你过敏了。在这里要强调一个概念：

尘螨过敏原 = 尘螨尸体碎片、渣滓和排泄物

尘螨过敏原 ≠ 活螨

人类的过敏不是由尘螨本身引起的，活螨很难被人吸入鼻子和肺中，而它产生的排泄物、渣滓和死后的身体碎片，会变成颗粒被人吸入引发过敏症状。（见图12）尘螨很难在空气中生存，它们能生存在柔软的家居物品里。当

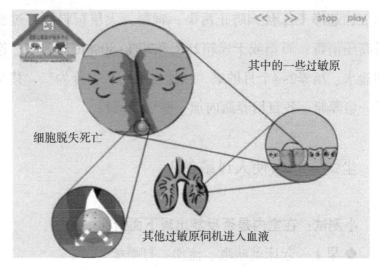

其中的一些过敏原

细胞脱失死亡

其他过敏原伺机进入血液

图12　尘螨过敏产生图

人们走在地毯上、坐在有软垫的椅子上、脸贴在枕头上、躺在床上或移动柔软物品的时候，生活在里面的尘螨碎屑和其排泄物就会变成重要的颗粒，被人吸入到支气管甚至毛细支气管中，产生一系列瘙痒、红疹、干咳、流清鼻涕、疲劳、心悸等不适症状。这就说明了为什么尘螨过敏患者在晚上入睡前和早上醒来的时候症状加重了。持续地小量吸入高浓度的过敏原，是尘螨引起哮喘的主要原因。

尘螨过敏原含有5～10种致敏蛋白过敏原。这些过敏原是帮助螨虫消化食物的酶类，当渣滓降解时，变成了过敏原。当人们吸入后，过敏原迅速地与渣滓分离，与肥大细胞的IgE抗体结合，使人处于致敏状态，过敏原长期地不断进入人体，过敏人群对这些尘螨过敏原产生一种特别的免疫应答反应，过敏就发生了。

科学家已经分离出这些重要的蛋白过敏原，并且在一些病例中知道什么过敏原比较相似。现在过敏原可以用生物技术在实验室里制造，将来可能会得到更好的脱敏治疗的发展。

可以说尘螨全身都是可以致敏的。它的排泄物、蜕皮的碎片、渣滓很容易被我们吸入呼吸道，粘在呼吸道黏膜上，引起哮喘、干咳、瘙痒、湿疹等过敏反应。尘螨死后的尸体碎片也很小，同样也是致敏的（都死了也不放过我们……）。所以说，不光要杀死尘螨，还要让它死到连渣都不致敏了。

尘螨过敏临床表现。尘螨是下列疾病的重要过敏原：过敏性哮喘、过敏性鼻炎、遗传性过敏性皮炎（过敏性湿疹、过敏性皮炎）。常见症状有幼儿期发生哮喘、幼儿期湿疹，有明显的家族过敏史、个人过敏史，发作与季节有关（春秋季好发）。症状在睡前或晨起、铺床或扫地时加重，户外活动会减轻。好发在环境古老而潮湿、无暖气设备、不生炉子、卧室中有陈旧被褥的环境中。

尘螨过敏的要点：

1. 尘螨是一种世界性分布的最强烈的过敏原。

2. 80%以上的反复咳嗽、气喘和尘螨过敏有关。

3. 尘螨生长的理想温度是25℃，湿度是75%，低于60%不能繁殖，低于50%不能生存。

4. 主要生存在尘埃、潮湿的家具、地毯和床铺上。主要以人体或动物的皮屑为食。

5. 控制尘螨及其过敏原可以减少发病。

6. 针对尘螨的脱敏治疗有效。可以避免过敏层次恶化（从鼻炎恶化到哮喘）及多元过敏（从单一过敏到对多种过敏原过敏）。

环境尘螨过敏原检测方法有哪些？

正确地评价室内尘螨的密度对尘螨过敏性疾病的预防、诊断、治疗和预后判断具有重要的指导意义，评价室内尘螨密度的方法有：①尘螨计数法：通过显微镜计算每克室尘中所含的尘螨数目；②尘螨过敏原测定法：测定每克室尘所提取浸液中所含的尘螨过敏原的微克数，常用ELISA方法测定，由于该方法仅测定DerI组过敏原，故能否反映室尘中全部尘螨过敏原的真实状况尚不清楚；③鸟嘌呤测定：测定每克室尘所提取的浸液中鸟嘌呤的含量而估价室内尘螨过敏原密度，该方法目前常用于科研；④环境条件评估法：搜集生活环境中影响尘螨生长多种因素的数据，利用核心算法进行家庭尘螨浓度的评估。利用现代信息技术、大数据应用、互联网技术等为这种方法提供了实现的基础。核心算法是在影响尘螨生长发育的多因素分析基础上产生的，非常适用于生活中家庭的简单尘螨浓度评价，简单方便，实用性强。上述几种评估室内尘螨密度的方法均有良好的相关性。

　　关于室内尘螨密度达到何种程度才能造成机体致敏或引起哮喘的急性发作，将室内的尘螨密度降至何种程度才能改善或避免哮喘的症状呢？1992年在世界卫生组织（WHO）的指导下，在英国召开的第二次尘螨过敏与支气管哮喘国际会议上制定了暂行评价标准：（1）足以引起病人致敏的尘螨阈值浓度：多数学者认为每克室尘中含尘螨过敏原2μg时（或每克室尘含100个左右尘螨时，或每克室尘中的鸟嘌呤类达0.6μg时）足以引起过敏体质的人对尘螨处于致敏状态，并使患者的气道处于高反应状态，此时患者血清尘螨特异性IgE抗体呈阳性反应，患者处于哮喘发作的潜伏期。（2）诱发尘螨过敏性哮喘患者急性发作的室内尘螨浓度：当每克室尘含尘螨过敏原>10μg（或每克室尘的尘螨数目>500或每克室尘中的鸟嘌呤类含量>2.5μg）时，即具有较高的致敏危险性，并足以诱发对尘螨过敏的哮喘患者的急性发作或较重的临床症状。（3）相对安全浓度：通过某些措施使每克室尘中的尘螨过敏原含量降至2μg以下时，可明显改善尘螨过敏性哮喘患者的症状。

任何标准都只能适合于大多数患者，因为每个患者对尘螨的敏感程度有较大差异，如气道反应性很高或血清尘螨特异性IgE抗体呈强阳性的患者，接触低密度尘螨也可出现较明显的症状，而气道反应性稍高或血清尘螨特异性IgE抗体呈弱阳性的患者，室内尘螨浓度>500个/g室尘时也可能无任何症状。

消除尘螨及其过敏原能帮助尘螨过敏患者早日康复，最好不是在发病后才实施除螨，除螨更多意义在于预防过敏疾病的发生，一旦确诊为尘螨过敏就需要积极实施除螨并通过检测确认效果，除螨也可以帮助判定或排除过敏疾病与居住环境的关联。尘螨过敏患者做好除螨防螨的工作，还会对其他室内过敏原的控制产生效果。控制了尘螨过敏原，降低了尘螨过敏原对人体的长期刺激，把身体从过敏原长期刺激中解脱出来，机体的自身抵抗力会逐渐地恢复，对其他的过敏原的耐受能力也会逐步提高，改善过敏体质对其他过敏原的耐受性，其他过敏原引起过敏的可能性也逐步降低。防护过敏原就真正起到了作用。

在未来几年之内，我们期望在评估家庭过敏原方面能够研发出更多的用户友好型方法。我们期望关于大数据和互联网的知识和技术的进展。开发用户方便操作的简单问卷形式来判定室内尘螨过敏原的情况，使用户及时方便地自己操作。

北京亿家健科技有限公司开发了新型的实验，这个实验类似于妊娠试验，用于检测室内螨虫过敏原。这个快速实验能在1分钟内检测螨过敏原。如果有螨过敏原存在，实验出红色线条，线条的颜色深浅可以与标准线来比较区分高、中和低浓度。实验还同时提供特制的屋尘采集器和溶解屋尘供实验用的溶液。快速实验按照满足用户筛查室内几个地方的过敏原水平来设计。这个实验能够帮助用户理智地观察过敏原在室内的分布，并且决定是否进入过敏原规避程序。

小知识：

集尘方法：

1. 将专业集尘筛袋和装置按照要求连接到吸尘器（900瓦功率以上）的吸尘管。

2. 连续均匀不重复地吸取被检物，如寝具、地毯、窗帘等，至少每平方米持续2分钟。

3. 尘土标本置于统一的塑料袋内并密封，带回按以下方法进行检验。

尘螨显微镜检查法：

1. 取0.1g均匀稀松的尘土放入试管。长期冻存或短期常温保存的尘土标本都可以。

2. 将75%的酒精倒入试管，静置过夜后倒出上清。

3. 倒入过饱和盐水浸泡，并用玻璃棒悬起尘土标本，静置15分钟后取上清部分约5mL。

4. 将5mL上清倒入用1∶5墨汁染过的滤纸过滤，再取少量过饱和盐水冲洗后，将滤纸平置于镜下观察。

5. 结果：10倍视野内每发现一个螨虫或半个以上碎片，即认数为一个，将计数×10即为最终结果（个/g尘土）。

6. 评价：

（1）结果（≥10~<50个/g），需要进行定期清洗加过敏原清除剂。

（2）结果（≥50~<100个/g），需要专业吸尘+定期清洗。

（3）结果（≥100个/g），需要专业吸尘+定期清洗+

防螨包裹。

尘螨快速检测：

1. 取出集尘袋，套入吸尘器（900瓦功率以上）的小吸嘴。

2. 用此小吸嘴均匀、彻底、不重复地在局部采集尘样，最低每平方米吸尘2分钟。

3. 取出集尘袋，如果有两个腔，将内层切开，取出两层中间部分细小均匀的粉尘，使用定量匙在集尘袋的角落将粉尘压实。

4. 取一量匙粉尘，按指示点剪开铝箔袋，小心挤压并完全将内容物与粉尘混合。

5. 取试纸条较厚的一端插入混合的液体内，并马上取出试纸条。

6. 1分钟后判读试纸条的颜色，再以后的颜色变化没有意义。

（1）清晰的红色条带出现，说明有中等或严重的尘螨存在。

（2）粉红色条带，尘螨存在但浓度很低。

（3）黄色条带，说明没有尘螨。

简易家庭尘螨过敏原评测法

虽然有很多环境尘螨的检测方法，但这些方法都限于实验室，需要由专业人员操作，用途也仅限于科研。目前还没有商业化的家庭尘螨和尘螨过敏原检测的方法，适用于家庭中的方便使用。

家庭的湿度、温度及通风状况是有利于尘螨生长的必要条件，做好个人卫生，勤洗澡、勤换衣，做好卧室卫生，勤洗床上用品，室内清扫等是控制尘螨生长的人为措施。利用云计算法，借助大数据、互联网和尘螨研究的科研优势，结合多年对室内尘螨过敏原的研究成果，创建了简易家庭尘螨过敏原评测法。

这个方法提取了影响室内尘螨生长的主要因素13项，依照对尘螨生长的影响强弱，按照等级进行评分。最后通过云计算的方法，得出分值。最终分值0~5分。0分是安全的，尘螨过敏原浓度不会对人造成影响，不会诱发过敏症状。只要有分数，就是不安全，分数越接近5分，诱发过敏的可能性越大，越需要进行家庭除螨。在不同的地区还结合当地的尘螨过敏原浓度的大数据，通过算法给出参考的具体尘螨过敏原浓度值。结果是小于5、5~10、大于10三个

级别。更加细致地表述居室环境中尘螨过敏原的量（见表
15）。

表15　家庭尘螨评测表

1. 咨询时间。
2. 居住地区，城市、城郊、乡村？
3. 楼层。
4. 卧室朝向。
5. 卧室通风，好、一般、差、不通？
6. 是否有宠物？几只？
7. 是否有地毯？卧室、客厅？
8. 是否有布艺沙发？卧室、客厅？
9. 是否有空调？中央、独立？有无除湿功能？
10. 是否有除湿机？
11. 卧室多久打扫卫生？
12. 多久洗枕巾、床单？
13. 做过除螨处理吗？什么时间？什么方法？

扫描下方二维码获取评测结果。（见图13、图14）

图13　二维码图

测评结果

编号：_____

◆ 尘螨过敏原等级：2.6级（满级5级）

◆ 尘螨过敏原浓度：8.7g（≥5危险；≥10极度危险）

◆ 诱发过敏水平：中（安全、低、中、高、极高）

建议措施：

1. 使用敏清1号集中处理至少1次；
2. 日常清洗时使用敏清除螨洗液；
3. 若有条件，使用皮（木）质沙发。

用品搭配（微信小程序：敏清商城）

敏清1号　　　　　　除螨洗液　　　　　　防螨床品

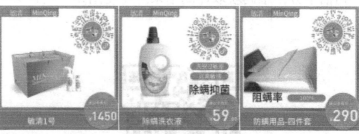

敏清过敏防护指导中心
400-811-9677

图14　测评结果图

尘螨过敏原防护方法有哪些？

通过卫生组织调查研究了解到由于尘螨所诱发的过敏性哮喘疾病已经成为我国哮喘疾病的重要诱因之一，其中常见的诱发人群为婴幼儿。婴幼儿皮肤非常稚嫩，抵抗外界不良因素的机能较成人来说低弱很多，居室的床单、被罩、地毯等针织物是尘螨最喜欢寄居的地方，不容易避免，由其所引发的婴幼儿过敏性哮喘已经成为众多妈妈极为关切的问题。但是我国仅有1.6%的人了解尘螨，由于对尘螨认识的不足，导致一些家庭成员发生尘螨致敏的病症，被误认为是其他的疾病，耽误治疗的最佳时间。

对于过敏患者、婴幼儿，除螨就应该是日常清洁最重要的一部分。国内外大量的研究证实，改善卧室的花费已被临床证明对改善过敏是有效的。尘螨过敏原防护重点应该从卧室开始。因为，尘螨过敏原水平在卧室内最高，而且人一生1/3的时间生活在卧室内。尘螨是一个物种，要完全消灭是非常不容易的。况且尘螨带给人们的主要危害是过敏和影响身体对其他过敏原的抵抗力，人们不需要彻底消灭尘螨，只需要将尘螨过敏原浓度控制在不引起人们过敏的水平以下就可以了。达到这个目标也不是轻而易举的，国内外的实践经验和研究显示：单一方法难以有效降低尘螨过敏原水平，室内尘螨过敏原防护的基本原则：

◆ 硬质物件的表面——擦拭。

◆ 可水洗的织物——热水（55℃以上）或常温水加尘螨清除剂洗涤。

◆ 若不能擦拭或洗涤——用防螨罩包裹起来。

◆ 床上用品和地毯——清洗或尘螨清除剂控制。

◆ 若既不能擦拭、洗涤、喷洒，又不能包裹——移出废弃。

◆ 若室内湿度过大——除湿处理。

1. 擦拭：因为尘螨喜阴厌光，凡是光滑明亮的硬质物体，尘螨不可能钻入其表面之下蜷缩生活，所以，木质、金属、塑料、皮具、玻璃等硬质物体的表面不会有很多的活螨，但尘螨过敏原可能存在，所以这类硬质物体的光滑表面，只需要用半干的防螨毛巾擦除浮灰即可，而不至于被搅动浮起，吸入致敏。

2. 洗涤：如果是可水洗的物品，尽量水洗。热水（55℃以上）清洗可以杀灭尘螨并可清除大部分尘螨过敏原。一定要定期清洗床单、枕套，每间隔1~2周，还应该清洗毯子。尘螨还会滋生在毛绒玩具和各种衣物之中，因此，这些物品每隔1~2周就应该清洗一下。不适合热水洗涤的织物或使用热水不方便时，可使用常温的尘螨过敏原清洗剂来减少尘螨过敏原的危害。干洗也可以去除尘螨，但去除尘螨过敏原的效果不如水洗。

3. 包裹：如果是不易水洗又不好擦拭的物件，应该包裹起来。人暴露于尘螨过敏原的最大危险是人类1/3时间都要使用的寝具。因此，用特制防螨织物将枕头、被子、床垫等包裹起来，可以杜绝尘螨随意地钻入钻出，进而避免尘螨过敏原在空气搅动时被吸入而引发的过敏。每件枕头、被褥、床垫都要进行防螨包裹。然后，可按个性需要，在防螨包裹之外，铺上被单、套上枕套。高质量的防螨包裹可以阻断微小尘螨过敏原的进出，而且舒适耐用。这些防螨包裹织物是由微细纤维经特殊工艺专业密织而成的。密织的结果是，即使是十分细小的尘螨过敏原都不可能穿透。好的防螨包裹材料是由超微细的纤维专业密织而成的，有丝绸般的手感。与老式的塑料被覆的防螨织物不同，好的防螨织物透气透汗，因此，枕卧在上面的贴身感觉会十分舒适。好的防螨织物密织程度如此之高，以至于极其微小的尘螨过敏原根本不可能穿透而具有极好的过敏防护屏障作用。好的防螨包裹不但需要高质高密的防螨织物，还需要设计精巧的防螨缝纫工艺结构。医疗级的防螨包裹要在缝纫针眼区加缝补片，以防尘螨过敏原经针眼处泄漏；拉链区屏障式的反折，也强化了防螨的效果。防螨床垫罩超长的半部拉链设计，极大方便了床垫罩的装卸。防螨包裹基本上不需要维护，密织防螨包裹的表面十分光滑，不容得尘螨生长和停留，因此，不需要定期频繁的清洗。基本上每个月用半干布擦拭或用吸尘器吸出表面的浮尘、皮屑即可。若不想每周清洗毛毯、被褥，也可以使用防螨包裹起来的毛毯、被褥。这是用相同的防螨织物制成的被子，因为密织的防螨织物不允许尘螨进入被套、毛毯的内芯而大量滋生聚集，也就不需要定期的热水清洗了。

过去我们只能使用防螨的半透明的乙烯面料，把床垫、床罩和枕头包裹或覆盖，这样很不舒适。现在，这些产品完全是由舒适的超细棉、透气的合成面料制成的，它们既防螨又防其他的过敏原。这些面料的重要特征是有大约$6\mu m$的小孔，既透气又不能使螨虫通过。新的床垫需要用防螨产品包裹（一般螨虫的繁殖期为3~9个月）。

当前在我国常用的有防螨功能的纺织品材料有三大类：密织布、无纺布、普通布+涂料。

◆密织布（见图15） 顾名思义是密织的。布是由经线和纬线交叉织成的，每个交叉都有空隙，这个空隙很大。当你拿起普通的枕套对着亮光，就可以看见明显的线的网格。对照普通织物，密织布的制作原理就是通过特殊

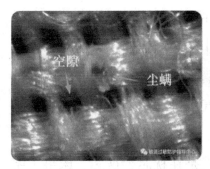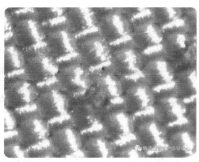

图15 普通织物和密织布

机器将布密织，极大地缩小经线与纬线的间隙。织更加密的经线和纬线，使线交叉的空隙小一些，再小一些。一般棉质床品布料空隙0.5mm，丝质床品布料0.2mm，密织布可以到0.2~0.6μm。要达到这样的密织，需要特殊的材质、特殊的工艺以及更多更多的线。所以密织布的价格要比一般的布贵得多。密织布舒适易于清理，可以长期使用。

◆无纺布 严格意义上不是布，是类似于布的化工产品。无纺布制作是化学颗粒经过水刺或热熔技术成型的，不经过编织，因此没有经线和纬线，也就没有空隙。理论上讲，达到一定克重的无纺布都可以防螨，都具有很好的防螨效果，只是防螨程度和舒适性的差异。无纺布价格低廉，舒适性差，不适宜长期使用。作为一次性防螨产品值得推荐。

◆普通布+涂料 我们常用的雨伞、野外的皮肤衣等都是采用这样方式制作的。在普通面料上面涂一层防水的涂料，这种涂料和布黏合得非常好，弥补了布的空隙。这种设计没有了布的空隙，防螨效果好，可以长期使用，价格适中，但舒适性差，不透气不排汗，有使用塑胶袋的感觉，自然是螨虫也防得住了，舒适性没有了，不适合作为床品使用。防螨床品的作用就是在枕芯、被芯、床垫（席梦思床垫）和被窝之间建立一层保护膜，使尘螨不能自由地出入。尘螨出不来，不能获得有效的食物，长期以往就会脱水而死，也不会大量地繁殖了。这样能保证像枕芯、被芯、床垫（席梦思床垫）既厚实、不透光，还柔软、常年不清洗的地方不再是尘螨生活的最佳场所。

一个好的防螨包裹需要具备几大特点：

密致——织物的孔径至少小于0.01mm；

舒适——防螨包裹和人的生活密切接触，不舒适很难被人们接受；

透气——塑料袋完全具备防螨的功能，但不透气，不适合作为床品使用；

制作——防螨包裹的制作有很高的要求，普通的制作在接缝、拉链等制作环节没有注意，留下很大的缝隙，就会抵消防螨布的用心制作，使防螨包裹变得没有意义。有的床品为增加透气性，留有相应的通气孔，这都破坏了防螨的整体效果；

价格低廉——价格昂贵的产品很难被大家接受。

4. 喷洒控制：除螨的喷洒剂主要功能成分为硼酸，有使致敏蛋白变性的作用。这个成分不损伤家庭成员和宠物，是可以覆盖螨虫的食物。没有食物，螨虫就不会生存。随着第一次使用后，螨虫的数量会随之减少，连续使用8周后会彻底消灭螨虫。直接喷洒或者通过蒸汽清洁机进行处理地毯、沙发、窗帘和其他织物区域。本品无味、透明，不会染色。

5. 移除：如果室内物品不能水洗、擦拭、包裹，那就移出房间。应将容易积聚尘螨，又不能水洗、擦拭、包裹的松软物品移出卧室，如不适合水洗的毛绒玩具、布艺家具、布艺窗帘、地毯等。其实，最好的方法是将地毯移出卧室，而直接使用地板、地砖、地板革等光滑硬质地面。当然，也可以保留一小块可水洗地毯，并每周定期用热水或除螨清洗剂清洗一下。如果不愿将地毯移出，也可以定期使用过敏原清除剂蒸汽清洗，并配合吸尘措施来减少不断累积的尘螨过敏原。选用带有高效滤膜或防过敏原滤膜的吸尘器，可以减少吸出过敏原的二次污染。

6. 湿度控制：如果室内过于潮湿，请做除湿处理。使用空调除湿功能，甚至配合使用除湿机来降低室内湿度。

因为尘螨在50%的相对湿度下很难存活，即使是相对湿度有较小的降低，也会减缓尘螨过敏原的产生。冬天也可偶尔按需进行除湿。温湿度计应该始终使用，以便确保湿度在50%以下。

室内除螨原则与方法有哪些？

最有效率的除螨工作应放在床上，那里是尘螨出现率最高的地方。而且人们一生中有1/3的时间是在床上度过的。对于床铺除螨以下的步骤应该最先进行，这些工作是相对容易做的，并可以大幅降低尘螨的暴露。

1. 室内除螨原则

◆首先从床入手。枕头是过敏防护的盲区，无论炎热的夏天，还是寒冷的冬天，人们通常只注意到清洗晾晒被褥、床罩、枕套，却很少将枕头进行晾晒和清洗。睡觉时人呼出的大量气体和流出的口水以及头颈部旺盛分泌的汗渍、皮脂等都可渗入枕头，为尘螨的生存提供丰富的食物和环境，枕头内螨虫也是床上用品中单位数量最多的"仓储地"。一个使用后的枕头，其增加的重量基本上都是尘螨碎片和排泄物的重量。因此，枕头的认真防护对于过敏易感人群非常重要。处理枕头的原则是包裹、处理、更换。枕芯外增加防螨专用枕套包裹，对枕头的包裹是所有包裹中最重要的。如果家中有多个枕头，建议所有这些枕头都要包裹，彻底切断尘螨的生存空间。枕芯是不好清洗和难以晾晒的物品，每周使用除螨剂喷洒，必要时使用杀菌除霉剂对枕芯进行处理，减少多重过敏原交叉污染。枕芯至少每2年换一次。使用低过敏原枕头。低过敏原的含义是不引起过敏症状的物品。然而，过敏原存在于所有的充填物品中，即使是低过敏原性的物品也要包裹起来。

◆被子、床垫、床垫罩和席梦思床垫，用防螨的织物包裹，防止尘螨过敏原从床上用品和床垫中跑出来并被人吸入。即便床垫包裹了，清洗床上用品也非常重要。特别是对有湿疹的病人，因为他们会产生大量的皮屑，这正是螨虫的食物。每周清洗所有可以清洗的床上用品。使用专业除螨清洗剂浸泡清洗，如果你有条件也可以用热水（55℃以上）清洗。这样做可以杀灭活螨，也可以清洗掉积蓄的尘螨过敏原。每周清洗毛毯、床单、枕套、被罩、床垫罩和箱罩等床上用品。清洗睡衣、内衣等接触患者的物品。每2周对不能清洗的床上用品使用专业除螨喷洒剂喷洒，枕芯、被芯、床垫（箱）、地毯等是重点。床上不要放充填玩具、抱枕、绒毛玩具等物品。

◆卧室里最好不要有不能清洗或不能擦洗的物品，没有绒布和有软垫的家具。不能清洗的玩具也要尽量少，如一定要用，也要定期用专业除螨的洗剂清洗。卧室不用地毯，使用能擦洗的地面（木质或瓷砖）。理想状态是，房间里不应该有填充动物玩具、小玩具或吉祥物，即使少量有也要定期清洗。使用可擦的家具（木、塑料、皮革）。

◆家庭住宅除螨，不用地毯。若用地毯则使用过敏原清洗剂清洗让过敏原变性。每2周一次，最好使用蒸汽吸尘器加过敏原清除剂并戴口罩。尽量不要使用普通吸尘器，使用带HEAP滤网的吸尘器，防止尘螨过敏原从排气孔二次污染房间。及时更换吸尘器滤网包括排尘过滤、多层过滤袋、HEPA滤网。

◆家庭供暖系统，中央空调在热气口上加滤网清洁空气。卧室尽量不使用中央空调。独立空调要定期使用空调专用过敏原清除剂清洗滤网、管道。

◆关闭衣柜门，在除去灰尘后收起衣服。在过敏人员不在的时候进行家庭清洁。当清扫房间和做家务时，要戴合适的口罩和护目镜，使用清洁布来清理衣柜。

◆厚重的窗帘要换成百叶窗或轻棉的窗帘。根据季节和气候开窗通风，保持室内的相对湿度低于50%。降低室内湿度使用空调和除湿机，在夏季使用空调的时候最好使用除湿功能。除湿机可以使用在潮湿地区。温湿度计是家庭必备的，时刻监控家庭的湿度，保持相对湿度高于50%的时间不要超过1个月。尽量不要生活在地下室。

2. 室内除螨的方法

综合降低室内尘螨浓度的方法可分为两类：一次性表面处理和系统化长效处理。

◆一次性表面处理包括清洗床上用品、被褥衣物的晾晒、打扫家庭卫生和清洗地毯等，使用新的或洗净的床上用品（被子、褥子、席梦思床垫、枕头）、沙发罩等，换掉用过的。一次性表面处理的主要功能在于一次性去除了物品表面的尘螨尸体碎片及排泄物等过敏原，这类方法去除过敏原只是一时性的，对于活螨无作用。因为活螨未受影响，又会继续产生尸体碎片及排泄物过敏原，1~2天后尘螨浓度又会回升到初始值。一次性表面处理的效果可以使用快速方法检验。

◆系统化长效处理包括使用带有HAPE过滤网的专业吸尘器除尘。每2周1次，连续8周；使用55℃以上的热水或常温使用除螨清洗液清洗床上用品（包括被罩、枕套、枕巾、睡衣、被单等）、沙发罩、窗帘等可以水洗的物品；使用除螨清洗液清洗地毯。每周1次，连续8周；对于不方便清洗的床上用品（枕芯、被芯、褥芯、席梦思床垫）、沙发芯等使用除螨喷洒剂处理。每2周1次，连续8周；使用防螨罩包裹床上用品（枕头、被）、沙发等；清除不需要的地毯、毛绒玩具、布艺窗帘等。按照这样的频率治理8周可以将尘螨及过敏原浓度控制在安全范围内6~12个月。这两类方法都能有效地降低过敏原浓度，通过实验都可以明显地看到效果。主要区别在于第一类方法只是一次性地降低表面过敏原浓度，治标不治本，只进行一次处理对治疗病人的过敏症状没有实际意义。

家庭除螨工作需要长期不断地坚持。系统化长期处理可以较长时间地控制尘螨过敏原水平。在环境气候的变化、家庭内部人员的流动、尘螨本身的繁殖能力等因素的作用下，尘螨又会慢慢地繁殖起来，经过半年到一年的时间，尘螨的水平回到了可以诱发过敏的状态，这时就需要新的一轮除螨的工作。如果家庭成员来往频繁、气候变化等特殊情况，新一轮除螨工作就要相应地提前。一般情况，尘螨过敏病人的家庭每半年要进行一次尘螨评测。

空气净化器、人工清洁、负离子空气净化器或排风扇，这些工作对除螨是无效的。尘螨过敏原只能瞬间存在于空气中，并没有在排风扇中存留。杀螨剂或化学喷剂对家具来讲没有作用，它们不能深入地穿透家具面料。

如何评价流行的除螨方法？

目前对尘螨的防除技术方法有多种。

生物技术类。采用通过性引诱、食物引诱和信息素引诱等方法对尘螨进行诱杀，或通过螨虫害怕的气味和味道的物质进行驱避。产品有除螨包（贴）等。

化学技术类。防螨剂祛除法是使用化学防螨剂切断螨虫的食物链，抑制其繁殖，促使其死亡，实现对纤维或织物的防螨效果，可分为整理法和功能纤维法。杀螨剂是向家居用品上直接喷洒杀螨剂消杀尘螨。洗液是在洗涤衣物、床品等织物时添加尘螨分解制剂。产品有除螨喷洒剂、除螨清洗剂等。

物理技术类。物理防螨技术主要是通过提高织物密度来达到防螨效果，阻止螨虫和其他过敏原的入侵，也可以将尘螨和人体皮屑隔离，切断其食物来源，抑制螨虫的繁殖，促使其死亡，达到防螨的目的。室内清扫、室内通风、降低湿度等常规的物理方法，在控制尘螨和防螨上是有着决定性作用的。

综合技术类。利用尘螨习性，通过人自然脱落的皮屑引诱尘螨到合适厚度的被芯、枕芯和垫单里，然后经过洗涤、日晒、风干来逐步消除活尘螨及其过敏原。也有利用超声波或紫外线等电子产品来驱赶和杀灭尘螨的。

网络时代也流行很多除螨的方法，这些方法花样繁多，是否经过检验也未可知。我们在这里尽量挑选一些网上传播又有一定科学道理的方法，和大家分享这些方法的好处和缺点。有些根本就不靠谱的方法，这里就没有涉及，避免混淆大家的视听。

1. 紫外线灯照射除螨法。通过紫外线照射，达到杀死尘螨及消除尘螨过敏原的目的。

优点：紫外线主要破坏DNA，用于杀灭空气和水中的病毒、细菌、霉菌等微生物。

缺点：紫外线是表面消毒，不能深入到物品内部，尘螨大量是生活在枕芯等各种芯的内部，紫外线对其没有作用。紫外线对人的眼睛和皮肤伤害巨大，如果在卧室里安装紫外线灯，稍不小心会对孩子造成伤害。

结论：效果不确切，风险大。

2. 空气除螨仪。通过超细、多层或特殊过滤材料过滤空气来清除尘螨及其过敏原。

优点：能够清洁室内空气。对霉菌、屋尘、宠物等室内过敏原有一定的清除效果。

缺点：雾霾的恐慌导致净化器热卖，这个无可厚非，如果作为除螨工具就代价太高，尘螨作为过敏原主要是它的各种碎片和排泄物，这些尘螨过敏原比较重，不会形成气溶胶在空气中长时间停留。少量的过敏原也会附着在窗帘、空调通风口等处。过滤空气只能少量地清除室内尘螨过敏原，还需要长时间和大量地进行空气交换。

结论：除螨效果有限。

3.吸尘器除螨。通过吸尘的方式除螨。

优点：几乎每家都有吸尘器，操作方便。对屋尘的减少有很大帮助。

缺点：吸尘做清洁卫生是可以的，要达到除螨效果就没有根据，实际应用也证实没有作用。不妨做个小测试，将一块普通的布盖住进风口，将功率开到最大，看能否熄灭火机或蜡烛，如果不能就说明隔了一层布就没有吸力了，怎么能吸出深藏在各种物品芯中的尘螨？再者吸出的灰尘要经过收集袋过滤，收集袋过密就不会有吸力，不密尘螨过敏原就会漏出，加重室内过敏原浓度，最简单的理由是在吸床垫时，如果中途暂停的话，你如何确定哪里吸过哪里没有吸？一定要用的话，吸尘器有除螨功效要满足——功率大于900W、带有HEAP滤网、每平方米吸时至少2分钟、每月至少2次。

结论：普通家用吸尘器对除螨基本没什么用处。

4. 除螨贴除螨。通过诱螨剂引诱尘螨到除螨贴上，黏住尘螨以达到清除尘螨的方法。

优点：简单方便，应用范围广。

缺点：诱螨剂的引诱强度、范围不清楚，如何控制尘螨能够停在除螨贴内部而不是来回穿梭，诱螨剂时效有多长等这些问题都没有具体的研究数据和说明。日本在十年前就有相关类似的产品，但近年来在日本市场上已鲜有销售。

结论：方法简单，效果不确定。如果在诱螨剂和捕获尘螨方面有实验数据和确实效果的话，这种方法是有前景的。

5. 不叠被子除螨法。通过不叠被子减少被窝湿度来清除尘螨的方法。

优点：简单方便，无须投入。

缺点：如果不改变卧室的环境温湿度，很难杀死尘螨，死亡后的尘螨成为强烈的致敏原，仍然存在于床上用品内部，还会致敏。

结论：简单但无效。

6. 塑料袋除螨法。将滋生尘螨的枕头、被子和床垫等物品装入塑料袋中长期使用，可达到杀死尘螨的作用。

优点：塑料袋不透气，没有缝隙，尘螨不会自由出入。减少湿度，可以达到杀死尘螨的目的，理论上是可行的。操作简便，价格便宜。

缺点：没有舒适性！不透气、不排汗，无法呼吸。过敏的人生活在塑料包裹的床当中几乎不现实。我们的生活是需要质量的，失去了生活的舒适和质量，即便是有效的方法人们也不会采用，实用性极差。

总结：有效果，没有实用性。

7. 晒被子除螨法。在干燥的天气时，将床品、地毯等放在太阳下暴晒、敲打来杀灭螨虫。

优点：晾晒被子主要是改变了尘螨的生活环境，让它们无法生存。在晾晒的过程中，温度大大超过了尘螨的舒适温度，湿度也大大地降低了。这样的做法可以适当地除螨，有一定效果。有两个需要注意的方面：一是要适时敲打，尽量使里面的尘螨出来；二是要有足够的时间使尘螨脱水死亡，一般不要短于3个小时。此法简单，不需要其他辅助即可操作，不需额外购置任何物品即可实施。

缺点：现在网上大量宣传这种方法除螨，引起了很多误解，以为晒被子就万事大吉了。实际上，一次对于被子的晾晒就要达到一劳永逸的除螨作用是不可能的。你至少要坚持不懈地进行4周以上，这是不可能办到的。能够持续4周以上时间阳光明媚的地方，尘螨的生存率也是很低的，尘螨繁殖活跃的地方，都是温暖潮湿之所在。没有长时间的晴空万里。因此，晒被子是非常好的习惯，从清洁卫生和家庭保健的角度是应该大力提倡和坚持的，对于治疗过敏性疾病的除螨要求，晒被子是没有办法达到的。

结论：效果有限，可作为辅助手段。

8. 蒸汽清洗地毯。利用蒸汽吸尘器清理地毯。

优点：蒸汽清洗可以清除螨虫并摧毁热敏性过敏原。

缺点：这个过程会造成地毯潮湿，还会给霉菌的生长提供环境。

结论：这种方法使用得不太广泛。在公共场所，如酒店、旅馆、电影院、会议中心等可以使用。必要时可以加入除螨剂进行清洁。

9. 冷冻除螨法。把物品放在-20℃以上的室外，冷冻至少12小时以上来杀死螨虫。对床和地毯使用液态氮可以杀灭螨虫，但不是所有人都可以使用。

优点：通过改变尘螨的生活环境来达到除螨的目的，理论上来讲是有道理的，但实际操作的难度非常大。

缺点：床垫、被子这样的大件物品，在室外的放置很成问题。有这样寒冷的室外条件时，室内尘螨的浓度也比较低，此时也不需要除螨。小件的物品，如枕头、毛绒玩具可以放在冰箱里除螨，要经过清洗等处理后才能使用。

冷冻尘螨虽然死了，它的尸体碎片、排泄物等还在这些物品里，冷冻后要及时清洗才可以用。除螨这个事情有一个基本原则要记得，任何一种措施，用一次都是没有效果的，一定要定期地反复使用。

结论：这是一种清除尘螨的方法，只不过非常麻烦，操作性非常差。

10. 55℃热水除螨法。将床上用品用55℃的热水清洗。

优点：55℃的热水可以杀死尘螨。因为尘螨主要是以蛋白为主，非常害怕高温，用热水洗一次可杀死螨和去掉大多数螨过敏原。我们知道尘螨引起人们过敏主要是尘螨的尸体碎片和排泄物，绝大多数过敏原是水溶性的，这些都可以用热水清洗掉。水洗可以洗脱尘螨及尸体碎片和排泄物。无须另购置物品。要注意，用温水或冷水清洗不能杀死绝大多数螨，一定要用超过55℃的热水；热水不能马上杀死尘螨，大于55℃的热水也好、烘干也好，一定要30分钟以上才可以杀死所有的螨，也可除去绝大多数过敏原。要坚持清洗，因为清洗只是洗掉了床品表面的过敏原。尘螨主要的集聚地是在枕芯、被芯、床垫中，即便你使用清洗好的床品，一个晚上，尘螨就会重新回到这里，留下排泄物，只要几天就又会使过敏原重生。因此要坚持清洗，每周至少一次；要全面清洗，枕巾、枕套、床单、被罩、床罩、睡衣、抱枕罩等，只要与睡眠有关的都要清洗。

缺点：保持55℃水温30分钟不易实现。此法至少连续每周执行1~2次，操作容易，坚持困难。不方便水洗的床垫、枕芯、被芯等不适宜用此法。

结论：有效果，重在坚持。还需辅以其他除螨手段针对不好水洗的床品。

尘螨过敏原防护处方

家庭尘螨过敏原的防护是一个长期的过程，要坚持不懈才能有效果。标准生活环境尘螨防护流程分前期准备、集中治理和日常维护三个方面。

前期准备

1. 生活环境大扫除。

生活环境包含你活动的所有区域，生活的房间、公共区域、汽车、办公区域等。汽车和办公区域是比较容易忽视的地方。汽车的布艺座椅为尘螨提供了生存的场所，在车内吃东西的食物残渣为尘螨提供了丰富的食物。办公区域会有地毯和布艺沙发、布艺椅子，这些都是尘螨孳生的地方，过敏的人要细心地打扫这些地方。卧室中床底下、柜子底下的打扫尤为重要，很多家庭多年不打扫这些地方，这些地方隐匿了很多灰尘，这些灰尘会导致家庭尘螨过敏原浓度居高不下，使你在其他地方的尽力打扫变得毫无用处。储藏室和储粮食地方的定期打扫很重要。这些都是忽视打扫而螨虫又多的地方，储粮食的地方还会生长粉螨，它在使人过敏的方面和尘螨没什么区别。

2. 采用湿式打扫。

尽量不要扬起灰尘，扬起的灰尘会带来二次的污染，使尘螨过敏原播散。用扫帚外面包裹湿布的方式进行打扫，使用湿的抹布擦拭。

3. 使用带HEAP滤网的吸尘器。

如果使用吸尘器打扫，最好使用带HEAP滤网的吸尘器，普通吸尘器的集尘袋可以挡住灰尘，但不能阻挡尘螨过敏原，尘螨过敏原会随着吸尘器的排风二次污染家庭。

4. 建议换掉生活环境中的布艺沙发、布艺椅子、布艺窗帘等。

带有布艺的家庭装饰都为尘螨提供了隐匿的场所。为了保证家庭成员的健康，牺牲一点爱好是值得的。

5. 建议不使用地毯。

这个建议是强烈的！地毯除了为尘螨提供隐匿场所

外，更容易孳生霉菌、细菌等其他有害物或过敏原。对于过敏体质的人，尤其是婴童非常危险。一些化纤的地毯还可能本身就是接触性过敏原。

6. 建议不再保留高于80cm的毛绒玩具。

这么大的毛绒玩具非常不好清洗，一般的洗衣机不能清洗。一定要有毛绒玩具，最好是买能够水洗的，定期清洗。

7. 尘螨过敏患者最好不要进行清扫工作，如需要一定要佩戴口罩、手套等防护用具。

8. 家中常备湿度计，利用空调或除湿机调整室内湿度，尽量保持室内相对湿度小于50%。

集中治理

尘螨防护的主要战场是床铺。集中治理就是把床铺治理好。

9. 使用带HEPA滤网的吸尘器吸一遍被褥、枕芯、床垫。

吸尘器的功率在900W以上。无论带不带HRAP滤网，低功率的吸尘器都没有效果。平均每平方米2分钟的速度和密度缓慢吸尘。吸尘的时候除去枕套、被罩、床单或褥子套。

床上用品分为可洗和不可洗两类。与人接触的睡衣裤、床罩、被罩、枕套、枕巾、褥单等是可以水洗的。枕芯、被芯、褥芯和床垫等是不能清洗或水洗的。

10. 对于不可清洗或水洗的使用除螨喷洒剂进行除螨操作。

喷洒对象为枕头、被、褥和床垫或其他不能清洗的床上用品。小型毛绒玩具、抱枕芯和靠垫芯等。喷洒剂用量：每100mL可用于4.5m^{2}的除螨工作。喷洒方法：将人们直接接触的枕头、被子、褥子或床垫的外罩取下待洗。使用敏清除螨剂喷洒，均匀喷洒于它们的内部。待被喷洒物品自然干燥后，包裹上防螨床上用品使用即可。注意事项：喷洒物品的程度应以潮湿却不滴水为最佳。

11. 对于可清洗的使用除螨清洗液进行除螨操作。

清洗对象为正在穿着的内衣裤、衬衣裤、睡衣裤、床罩、被罩、枕套、枕巾、褥单等。清洗用量：一整机衣物所需20mL清洗液。整机衣物量视洗衣机的容量而定，一般一整机衣物在4~6kg。清洗方法：将被洗物投入洗衣机内，加入敏清除螨清洗液首先浸泡15~20分钟，然后正常清洗即可。待被清洗物品自然干燥后，收起用以替代时使用（日常维护清洗防螨床上用品时，若未能当天晾干，即以它代替）。注意事项：如需要，在浸泡后加入其他洗衣剂。此清洗液有一定的去污功能，既去螨又去污。

12. 使用防螨床上用品将寝具包裹。

防螨用品包裹对象为枕头、被子、褥子和床垫等。包裹方法：待床品喷洒、清洗完毕之后，将包裹对象装入防螨床上用品内，即可发挥防螨效果。

注意事项：患者直接使用防螨包裹，也可再添加床单类其他床上用品。若患者与家人居住于同一房间的不同床上，家人的寝具也需要使用防螨包裹。可清洗防螨包裹的清洗与普通衣物的洗涤方式相同，但不可与尖锐物品同时洗涤，以免划破。尘螨过敏患者最好使用一次性防螨包裹，减少更换包裹时的二次污染。

日常维护

尘螨防护集中治理以后，需要进行日常维护。

13. 建议床上用品每月至少清洗2次。

14. 定期评估。

每3个月进行1次家庭尘螨状况评估。评估结果尘螨等级大于3级时，需要再次集中治理。

实例：

三口之家，两室一厅，孩子5岁，尘螨过敏。家庭布局，客厅和餐厅共用，餐桌、餐椅是木质的。布艺小型沙发一组，玻璃茶几，有空调。北面阳台处存少许粮食、杂物。一室一张双人床，孩子有时候与父母同床睡觉，木质衣柜、梳妆台各一，窗帘是布艺的，有空调。另一室一张单人床，孩子经常自己睡。写字台、椅子各一，均为木质，窗帘是布艺的。洗手间干湿混用。

操作实例：

使用带有HEPA滤网吸尘器功率1200W，清理家中所有角落，重点在于床上用品，如被、褥、枕头、抱枕、毛绒玩具。同时也需要注意床底下、墙角、衣柜周围等易结污纳垢的角落。

更换布艺沙发为皮质沙发，更换窗帘为化纤的深色窗帘。清洗空调滤网。

取下孩子与父母直接接触的枕头、被、褥或床垫的外套待洗，使用3瓶除螨喷洒剂均匀喷洒于它们的内部，喷洒后潮湿的程度以触摸潮湿却滴不下水滴为最佳。每3~4个毛绒玩具也应使用1瓶除螨喷洒剂。喷洒后的物品晾在阳台晾衣架上晾干即可。

将取下的孩子与父母直接接触的枕头、被、褥或床垫的外套及正在穿着和使用的内衣内裤、衬衣衬裤、睡衣睡裤、床单、枕巾一起投入洗衣机内，加入20mL除螨清洗液。衣物晾干后，内衣内裤、衬衣衬裤、睡衣睡裤和床单、枕巾即可穿着使用，枕头、被、褥或床垫的外套收好做替换使用。

使用过除螨喷洒的枕头、被、褥或床垫晾干后，分别装入防螨包裹的枕套、床罩、被罩内，即刻产生防螨效果。孩子入睡时，可直接接触防螨包裹。

日常维护，每月2次使用除螨清洗液清洗当季内衣裤、衬衣裤、睡衣裤、床罩、被罩、枕套、枕巾、褥单及防螨床上用品。若清洗后衣物未能及时晾干，可换上在集中治理时清洗过的衣物。

定期监测：维护后每3个月进行1次家庭尘螨评测。若高于3级，再进行一次集中治理过程。

小推荐：

除螨处方

敏清1号是一款家庭床铺除螨产品，由除螨喷洒剂、除螨清洗剂和防螨枕套组成。产品的原理就用硼酸复配了一些物质来分解蛋白质，杀死尘螨并中和尘螨过敏原，使其失去致敏性。使用方法：敏清1号处理一个标准的双人床，连续使用2个月的时间，每周使用除螨清洗剂清洗所有可以水洗的床上用品，注意在清洗前的20分钟浸泡是非常重要的，这一步骤能使尘螨的爪子不再钩住布料，尘螨过敏原有时间和除螨剂反应而失去活性。敏清1号产品除螨清洗剂的量，可以连续8周9次清洗一个标准双人床上的床上用品。每2周使用除螨喷洒剂喷洒各种芯（垫）。1次使用1瓶（300mL）喷剂，一个标准的双人床的1个180cm×200cm褥（床垫）、1个200cm×230cm被、2个50cm×80cm枕芯，全部喷完用量正好。被、枕芯、褥要两面喷，床垫一面喷，喷完后表面是微湿的，晾干后套上罩子（用敏清清洗剂洗过）使用就好，枕头罩使用敏清1号提供的防螨枕套。在敏清1号的作用下，88%的尘螨会在24小时内死去。一套敏清1号使用后，床铺中的尘螨浓度达到安全值以下，并可以维持24（南方）到48（北方）周。（见图16）对患者来讲初次使用1~3天就可以感受到效果。在床上睡觉时，不再总打喷嚏；哮喘也减少了；身上的瘙痒感减轻，湿疹在逐渐退

每周1次，连续9次。第一周联合使用除螨喷洒剂和除螨清洗剂，第二周单独使用除螨清洗剂，第三周联合使用除螨喷洒剂和除螨清洗剂，以此类推。

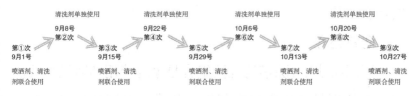

图16 使用流程图

去。

在使用敏清1号的时候，家庭成员要积极配合，日常注意一些生活细节，比如，不随便坐卧处理过的患者的床；从外面回来先洗澡，更换内衣；尽量保持室内的温湿度不过高；不用布艺沙发、地毯；不养宠物等。如果家庭卫生变化大、成员往来比较频繁、气候条件变化大，就要缩短敏清1号的再次使用时间。由于环境因素和人的活动等因素存在，床铺中尘螨的数量会慢慢增加，尘螨过敏原的量也会逐渐上升，这种上升不是一下子就达到一个很高的水平，需要一个过程。北方天气相对干燥，温度低，尘螨的生长速度慢，所以尘螨过敏原浓度达到有害水平的时间比较长，大约要10个月。南方天气潮湿，气温高，有利于尘螨的生长，所以尘螨过敏原浓度达到有害水平的时间比较短，大约要4个月。当然这是产品试验条件下的数据结论。在不同的患者的使用过程中，要依据环境温湿度的变化以及人活动的频度适当缩短敏清1号的使用间隔。正常情况下，北方每年要使用敏清1号处理一次；南方每半年使用一次是有效的。

防螨处方

医用防螨罩+除螨清洗液组合是家庭使用的防螨方法。产品的原理是使用密致布制作的防螨罩阻挡尘螨的活动，使其不能获得食物。除螨清洗剂杀死尘螨并中和尘螨过敏原，使其失去致敏性。使用方法：医用防螨罩是不同规格的口袋，袋口有特殊工艺的拉链，保证密封。它可以包裹家中的枕头、被子、床垫、抱枕、玩具、沙发等一切可以包裹的柔软物品。防螨罩是一次性的，不需要洗涤。每次包裹使用时间不要低于2个月，这样能够保证里面的尘螨可以全部死掉。更换时最好是再套上一个新的，如果新旧更换最好过敏患者不要亲自操作。使用除螨清洗剂清洗在防螨罩外面的其他物品，比如枕巾、床单、被子外罩、玩具外罩、窗帘等。这些外罩会在防螨罩和外罩之间形成尘螨过敏原的二次污染。每周清洗1次，长期使用。医用防螨罩的阻螨率可达到100%，还可阻挡尘螨过敏原。这个处方是一个维持的办法，要常年使用，不能间断。防螨罩杀死了尘螨，但过敏原还在，需要持续不断地包裹才能保证安全。

（陈玎、王洪超）